影像检查技术规范手册
护理分册

主 编　许乙凯　陈 曌　林 芝　陈英梅

U0232535

科学出版社

北　京

内 容 简 介

本书共4章，总结了医学影像科护理管理制度，对计算机断层扫描（CT）和磁共振成像（MRI）检查过程中的护理实践规范、特殊患者护理做了系统的归纳和阐述，详细论述了影像对比剂的安全管理、相关问题的处理措施和应急预案。全书注重内容的基础性、规范性、特殊性、实用性，与临床应用结合紧密，具有很强的实践操作性和指导作用，为基层影像科护理人员和影像护理专业学生的规范化培训提供参考。

图书在版编目(CIP)数据

影像检查技术规范手册. 护理分册 / 许乙凯等主编. —北京：科学出版社，2021.5

ISBN 978-7-03-068751-7

Ⅰ.①影… Ⅱ.①许… Ⅲ.①影像诊断－护理学－技术规范－手册 Ⅳ.①R445-65

中国版本图书馆CIP数据核字（2021）第086201号

责任编辑：程晓红 /责任校对：张 娟
责任印制：赵 博 /封面设计：吴朝洪

科 学 出 版 社 出版
北京东黄城根北街16号
邮政编码：100717
http://www.sciencep.com

三河市春园印刷有限公司 印刷
科学出版社发行 各地新华书店经销
＊

2021年5月第 一 版 开本：850×1168 1/32
2021年5月第一次印刷 印张：3
字数：78 900

定价：56.00 元
（如有印装质量问题，我社负责调换）

编著者名单

主　　编

　　　许乙凯（南方医科大学南方医院）

　　　陈　翌（南方医科大学南方医院）

　　　林　芝（中山大学附属第一医院）

　　　陈英梅（中山大学肿瘤防治中心）

副　主　编

　　　骆春柳（暨南大学附属第一医院）

　　　曹丽妃（广州市第一人民医院）

　　　陈菲菲（中山大学附属第三医院）

　　　余泽君（南方医科大学南方医院）

　　　陈苑平（南方医科大学南方医院）

　　　李　静（南方医科大学珠江医院）

主　　审

　　　李子平（中山大学附属第一医院）

　　　谢传淼（中山大学附属肿瘤医院）

编委会委员（按姓氏笔画排序）

　　　于雄鹰（南方医科大学附属第三医院）

　　　邓　虹（中山大学附属孙逸仙医院）

　　　卢燕冰（番禺区人民医院）

　　　朱其秀（广州市妇女儿童医疗中心）

　　　刘丽萍（南方医科大学南方医院）

　　　李　娜（南方医科大学南方医院）

　　　杨晓燕（中山大学附属第六医院）

张　宏（珠海市人民医院）

张丽君（东莞市人民医院）

林小玲（中山大学肿瘤防治中心）

郑叔宏（广州医科大学附属第一医院）

赵新雁（佛山市第一人民医院）

徐小玲（广东省中医院）

黄沅沅（南方医科大学南方医院）

戴丽群（清远市人民医院）

编　著　者（按姓氏笔画排序）

刘丽萍　李　娜　余泽君　陈　翌

陈苑平　黄沅沅

前　言

　　现代护理学的发展使得护理工作已不再是人们认为的静脉穿刺，还包括科室统筹管理、医院感染控制及常规护理等内容。随着影像诊断技术的快速发展，影像科护理工作规范越来越受到重视。影像护理学是护理学的一个新兴分支学科，具有极强的专业性，该学科的相关管理制度、工作规范都有待探讨和完善。我们在广东省卫健委医政处的指导下，结合广东省放射医学诊断质量控制中心多年的质控实践，参考相关国内外最新临床护理指南，组织广东省20多名影像护理专家，结合广东省各大高校和大医院的最新临床经验，编写了这本《影像检查技术规范手册：护理分册》。全书内容包括影像科护理管理制度、CT和MRI检查过程中的护理实践规范和特殊患者的护理，详细论述了影像对比剂的安全管理、相关问题的处理措施和应急预案。本书为基层影像科护理人员和影像护理专业学生的临床工作及培训提供参考，以促进影像护理规范化发展。

　　在本书编写过程中，我们反复讨论，力求完美，但由于学识和能力有限，书中难免有不足之处，敬请读者批评指正，对此我们深表感谢！

编者

2021年4月

目　录

第1章

医学影像科护理管理

第一节　影像科护理质量管理

质量控制是护理质量管理的重要手段。影像科护理质量控制即控制高危因素，针对计算机断层扫描（CT）/磁共振成像（MRI）增强检查前风险评估的高危人群及检查中可能发生的突发事件（如对比剂过敏反应、对比剂肾病和对比剂渗漏等）制定标准化、规范化、合理化的预防控制措施，并在实际工作中落实。质量管理就是要建立标准，并保证护理质量标准正确实施，纠正偏差。

一、护理工作制度

包括护理查对制度，护理值班与交接班制度，影像科检查患者知情同意制度，危重患者安全管理制度，对比剂管理制度，磁共振检查安全管理制度，CT辐射安全防护制度。

二、护理工作流程

包括CT/MRI增强检查流程，对比剂不良反应抢救流程，对比剂渗漏处理流程，金属异物吸入磁体处理流程等。

三、护理技术操作质量标准

包括各种型号高压注射器操作标准，静脉留置针操作标准等。

四、护理质量控制标准

包括急救药品器械管理质量考评标准、消毒隔离管理质量考评标准、影像科护理质量指标（表1-1）、护理工作满意度调查表。

表1-1　影像科护理质量指标

项目	合格率（％）
患者核查制度（无留置错套管针型号、无注射错患者）	100
急救药品、物品、设备管理	100
检查前准备完好率	≥97
对比剂渗漏率控制	0.1～0.4
静脉留置针穿刺成功率	≥98
工作人员、患者及家属放射防护管理	100
高压注射器耗材一人一针一管一桶（无重复使用）	100
腹部检查饮水率（禁饮食患者除外）	100
患者满意度	≥95
健康教育率	≥90
金属异物吸入磁体	0
跌倒、坠床事件发生	0
管道脱落（高压管路、各种引流管）	0

引自：2017年中华医学会放射学分会放射护理专业委员会放射诊断护理学组.影像科碘对比剂输注安全专家共识

第二节　影像科护理安全管理

一、护理安全管理

1.建立对比剂不良反应急救流程、对比剂渗漏应急预案、引流管脱落应急预案、跌倒（坠床）应急预案（图1-1）。

2.建立危重患者检查的绿色通道，保证急、危、重症患者得到及时、准确、有效的检查。

3.查对患者的姓名、年龄、检查项目和手腕带信息，连接高压注射器前检查留置针型号是否正确、高压注射连接管有无气泡。

4.检查前妥善放置患者的各种管道，如输液管、呼吸机管路、胃管、尿管、引流管及其他管道。

5.检查中密切观察患者，谨防坠床、对比剂渗漏、对比剂不良反应等意外情况发生。

6.CT/MRI增强检查前风险评估为高危的患者应由临床医师判断是否适合进行对比剂注射。

7.做CT增强检查的患者检查结束后，需在留观区休息观察20～30min，无不适反应方可拔除静脉留置针离开。

8.CT增强检查前后，护士对患者（或家属）进行健康宣教。

9.MRI检查前必须确保患者体内外无任何禁止进入磁共振室的金属物品。

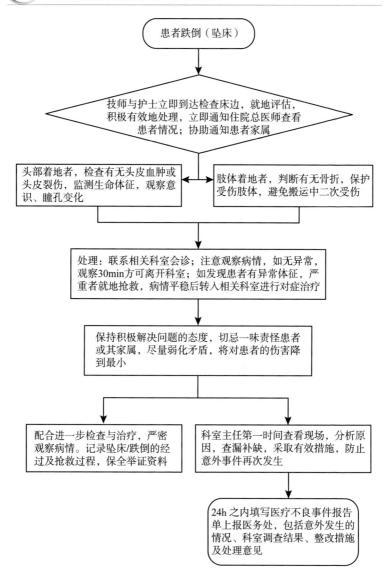

图1-1　跌倒（坠床）应急预案

二、急救管理

（一）急救管理制度

1.根据各医院急救车管理要求配置急救药品和必备物品，要求卡物相符，不得随便删改。

2.每个护理单元配备急救车，做到"五定"，即定数量品种、定位放置、定专人管理、定期消毒灭菌、定期检查维修。

3.影像科医技护人员应熟悉急救药品、器材的种类、作用和使用方法，急救药品及器材随时处于完好备用状态，合格率100%。

4.急救物品不得任意挪用和外借，以保证抢救工作顺利进行。

5.磁共振护理站配置急救箱、氧气袋、负压吸引器；有条件的医院在磁共振机房内配置无磁呼吸机及无磁心电监护仪，由专人管理，定期维护保养。

6.掌握危重患者抢救工作制度。

7.定期对影像科医技护人员进行急救技能的培训，如心肺复苏、心电监护除颤仪及电动吸引器的使用等。

（二）急救器材的管理（表1-2）

表1-2   急救器材的操作流程和常态管理

急救器材	操作流程	常态管理 （备用状态标准）
心电 监护 除颤仪	**A.监护功能** 1.清洁皮肤，开机调至监护功能 2.正确粘贴电极片，正确放置袖带和SpO₂探头 3.选择正确无创血压测压模式，调节波幅、波形和设置报警值 4.准确记录生命体征 **B.除颤功能** 1.清洁皮肤，开机调至除颤功能，分析患者心律，确认是否需要除颤 2.电极板涂耦合剂，并均匀分布 3.选择非同步方式及合适能量（双相波成人120～200J） 4.电极板安放位置准确，与患者皮肤贴紧 5.再次确认患者心律，充电→放电（放电前大声告知周围人员）→放电后立即进行心肺复苏，2min后再评估患者心律 6.记录	1.备物齐全，包括电极片、医用耦合剂、操作示意图 2.每周检查仪器是否电池充足 3.每月维护，即放电→充电→记录 4.使用后根据医院感染管理要求清洁消毒 5.根据除颤仪型号进行检测保养，原则上1周小剂量放电测试，1个月大剂量放电测试
简易呼吸气囊	1.将简易呼吸器与氧气（高流量）装置相连接，检查连接是否正确、呼吸气囊有无漏气 2.清理呼吸道，开放气道 3.戴面罩：口、鼻部扣紧面罩，并用EC手法固定 （1）挤压气囊：频率为12～16次/分 （2）成人每次挤压使气囊下陷1/2～2/3，潮气量400～600ml （3）吸呼时间比（I：E）为1：（1.5～2）；送气时间不少于2s	1.各部件连接完好，保持清洁状态下存放 2.每周清点时需查看简易呼吸气囊是否清洁、面罩充气是否饱满、是否有可连接的氧气管 3.使用后送供应室消毒处理 4.使用过程中涉及的一次性物品不可重复使用

电动吸引器	1.接通电源→打开开关→检查吸引器性能→调节吸痰负压值（成人 0.04～0.0533MPa；儿童＜0.04 MPa） 3.吸痰前加大吸氧流量 4.吸痰应由浅至深，快插慢提，旋转退出，时间少于15s。 5.吸痰顺序为气管插管（套管）→鼻腔→口腔，口、鼻不同部位吸痰时需更换吸痰管，吸痰前后要冲管 6.操作中注意心理疏导和观察患者面色情况	1.各部件连接完好，保持清洁状态下存放 2.每周检查电动吸引器性能是否良好 3.使用过程中涉及的一次性物品不可重复使用 4.使用后严格按照医院感染管理要求清洁消毒
供氧装置	1.操作顺序：打开总开关→湿化瓶内装纯净水（1/2～2/3）→连接鼻氧管→打开氧流量表→连接患者，调整位置 2.吸氧时注意观察患者的病情	1.氧压力表和氧流量表连接好，无漏气，保持清洁备用状态 2.每周清点时查看氧压力表 3.湿化瓶使用后送供应室消毒处理 4.使用过程中涉及的一次性物品不可重复使用 5.氧气筒做到四防，即防震、防热、防火、防油

（三）对比剂不良反应的应急处理

建议影像科建立抢救应急预案；针对对比剂不良反应，建立与急诊科或其他临床相关科室应急抢救的快速增援机制及应急通道。当患者发生对比剂不良反应时，影像科及相关临床科室医护人员要做到正确对待并及时、有效地处理各种不良反应，以确保患者生命安全。这不仅仅依赖于"处理"这单一环节的妥善操作，更需要具有完善的规章制度及操作流程，并且要求医、护、技人员在日常工作中均能够严格遵守相关规章制度及流程，同时也需要各科室协同作业。

1.对比剂不良反应的应急预案

（1）一旦确定发生不良反应，应立即停止注射对比剂和停止扫描。

（2）影像科值班医师、技术员、护士迅速进入扫描室，技术员将患者移出扫描架，护士解除对比剂注射的连接，技术员打电话通知急诊科和影像科主任/副主任。

（3）对于中度、重度不良反应的患者，影像科医护人员要及时为患者监测生命体征，建立多一条静脉通路；吸氧时根据有无肺部疾病，给予不同的氧流量；必要时可遵医嘱给予肾上腺素、苯海拉明、地塞米松等药物。如果患者呼吸、心搏停止，应迅速进行心肺复苏。

（4）急诊科和麻醉科医师到达现场后，迅速判断患者不良反应情况和严重程度，实施进一步救治，如进行环甲膜穿刺或气管插管、心肺复苏及除颤等抢救措施，必要时将患者转至急诊室或相关临床科室。

2.对比剂不良反应的急救流程（图1-2）

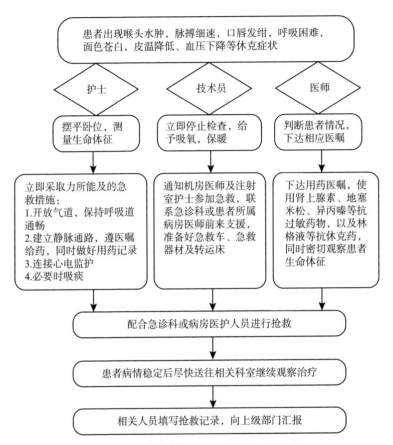

图1-2 对比剂不良反应的急救流程

3.口头医嘱执行流程（图1-3）

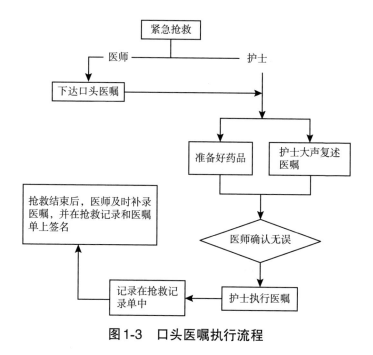

图1-3　口头医嘱执行流程

4.对比剂不良反应的具体处理措施（表1-3）

表1-3　对比剂不良反应的一线治疗方案推荐

恶心/呕吐	1.中度、一过性：支持疗法
	2.严重、持续性：应考虑适当应用镇吐药（如昂丹司琼、茶苯海明等）
荨麻疹	1.散发、一过性：给予支持疗法及观察
	2.散发、持续性：应考虑适当肌内注射或静脉应用组胺 H_1 受体拮抗药（如异丙嗪）。可能会发生嗜睡和（或）低血压

	3.大范围发生：考虑应用1:1000肾上腺素，成人0.1～0.3 ml（0.1～0.3 mg）肌内注射，儿童0.01mg/kg肌内注射（最高0.3mg）；必要时重复应用
支气管痉挛	1.氧气面罩给氧（6～10 L/min） 2.β₂受体激动药计量吸入器给药，深吸2～3次（如沙丁胺醇） 3.根据血压情况肌内注射肾上腺素 （1）血压正常：成人0.1～0.3 ml（0.1～0.3 mg），冠心病或老年患者适当减小剂量；儿童0.01mg/kg（最高0.3mg） （2）血压偏低：成人0.5 ml（0.5 mg），儿童0.01mg/kg（最高0.3mg） 4.如需进一步的治疗，请急诊科医师完成
喉头水肿	1.氧气面罩给氧（6～10 L/min） 2.肌内注射肾上腺素（1:1000），成人0.5ml（0.5mg），必要时重复应用 3.请急诊科、麻醉科医师进行气管内插管
低血压	1.单纯性低血压 （1）抬高患者下肢 （2）氧气面罩给氧（6～10 L/min） （3）静脉输入液体，快速输入生理盐水或乳酸林格氏液 （4）如果上述治疗无反应，肌内注射肾上腺素（1:1000）0.5ml（0.5mg），必要时重复应用 2.迷走神经兴奋性反应（低血压和心动过缓） （1）抬高患者下肢 （2）氧气面罩给氧（6～10 L/min） （3）经静脉应用阿托品0.5～1.0mg，必要时可在3～5min后重复应用。成人最大剂量为3mg（0.04 mg/kg）；儿童患者剂量为0.02 mg/kg（每剂最高为0.6 mg），必要时可重复应用，最大总剂量为2 mg （4）静脉输入液体，快速输入生理盐水或乳酸林格氏液 3.低血压和心动过速 （1）抬高患者下肢 （2）静脉输入液体，快速输入生理盐水或乳酸林格氏液 （3）氧气面罩给氧（6～10 L/min）

过敏样反应	1.请急诊科医师会诊
	2.必要时进行气道吸痰
	3.如果出现低血压则抬高患者下肢
	4.氧气面罩给氧（6～10 L/min）
	5.肌内注射1∶1000肾上腺素，成人0.5 ml（0.5 mg），必要时重复应用；儿童0.01mg/kg（最高0.3mg）
	6.静脉快速输入液体（如生理盐水、乳酸林格氏液）
	7.给予组胺H_1受体阻滞剂（如苯海拉明25～50 mg静脉给药）
甲状腺功能亢进	1.通常发生时间很晚（数天或数周后）
	2.请内分泌科医师会诊
对比剂肾病	1.对症处理
	2.密切观察，如为其他原因引起的肾功能降低，可请肾病科医师会诊，一般认为透析对于对比剂肾病无明显疗效

5.其他不良反应的处理 碘对比剂血管外应用不良反应的处理。轻微症状在数天内可以自动消失，可不予以处理；反应严重者，处理措施同血管内用药。

患者既往注射某种对比剂时耐受性良好，但不能确保本次注射对比剂的安全性。影像科所有医务人员均应做好准备，识别各种可能发生的不良反应，监控患者情况，并采取正确方法应对。

（李　娜）

（四）影像科其他常见急症的应急处理（表1-4）

表1-4　影像科其他常见急症的应急处理

	症状	分析原因	应急处理
低血糖反应	软弱无力、面色苍白、出冷汗、头晕、心悸、脉搏加快、肢体颤抖	1.空腹时间过长 2.糖尿病患者使用降糖药后未及时进食	1.平卧休息，保持呼吸道通畅，吸氧，并通知医师 2.询问有无糖尿病史、有无吃早餐（或午餐） 3.测血压、脉搏、SpO_2 4.测血糖（正常值3.9～6.1mmol/L） 5.口服50%葡萄糖水或静脉滴注10%葡萄糖注射液
晕厥	突然晕倒	晕针、晕血、低血糖反应	通知医师，解除诱因，平卧休息，保持呼吸道通畅，也可以用拇指掐人中、合谷等穴位
高血压危象	血压明显升高，出现头痛、烦躁、眩晕、恶心、呕吐、心悸、气短及视物模糊等症状	高血压患者检查时因精神紧张、高压注射对比剂等诱因，在短时间内使血压急剧升高	1.平卧休息，保持呼吸道通畅，低流量吸氧，并通知医师 2.遵医嘱使用降压药 3.监测心率、血压、呼吸、意识和瞳孔的大小，并记录
过度通气	呼吸加深、加快，四肢末端及颜面麻木，手足抽搐，肌肉痉挛甚至强直，也可有头痛、头晕、意识障碍	精神过度紧张导致，如大哭大闹的患者	1.通知医师，给予心理疏导，解除紧张或过激情绪 2.面罩吸氧，指导患者正确的呼吸方法，即腹式呼吸、缓慢呼吸

三、影像科感染控制管理

影像科是医院的一个公共平台，患者多，病情复杂，人员流动性大，存在的或潜在的感染因素比较多，因此，为了预防院内感染，影像科针对各个环节的医院感染管理更要做到全面、规范、细致。

（一）制度管理

严格遵守医院感染控制管理的相关制度，严格执行科室制订的各项规章制度和工作流程。定期对科室的医师、护士、技术员、"五生"人员（进修生、轮转生、研究生、博士生、实习生）以及科室卫生员进行医院感染相关知识的培训。

（二）人员管理

1.工作人员上班时根据不同岗位要求执行不同防护级别，应穿工作服，着装整洁。

2.预约处有序地安排患者的检查时间，减少患者及其家属在影像科的停留时间，避免人员聚集。

（三）手卫生管理

1.严格执行《医务人员手卫生规范》，要求科室人员做到手卫生知识知晓率百分之百，正确率≥95%，依从率≥80%。

2.每个机房、护理站操作台均配置快速手消毒剂和专业洗手法示意图，全体工作人员必须掌握洗手指征、卫生手消毒时间与方法，提高手卫生的正确率和依从率。

（四）医疗物品管理

1. 科室医疗物品严格按照"五常法"管理，定位、规范放置，急救器材使用后及时清洁消毒。

2. 静脉留置针应遵循医院感染控制的操作原则，做到一人一巾一带（一位患者一张治疗巾一根止血带）。

3. 使用高压注射器时，对于非预灌装对比剂做到"一人一筒一管一药"，对于预灌装对比剂的连接管做到"一人一管"，防止交叉感染；中央系统管24h更换（参照产品说明书要求）。

（五）环境管理

1. 保持环境清洁　室温应保持在22～24℃，相对湿度60%～65%；每班技术员应检查抽湿机运作是否正常，并及时倾倒抽湿机上的水。定时开门窗通风换气，为了增加空气流动，必要时可以在各检查室、候诊区使用新风系统。

2. 空气消毒机消毒　护理站、每个CT机房和候诊区均配置空气消毒机，设置消毒时间，每班必须检查空气消毒机运作是否正常，定期检查、维护、保养，并记录。

3. 紫外线消毒　使用定时开关器，每次消毒30～60min，护理站、CT机房和操作室每日消毒2次，候诊区每晚消毒1次。为确保有效消毒，每周用75%酒精纱布擦拭紫外线灯管1次，并记录；每半年监测紫外线强度1次，紫外线强度应≥70μW/cm²；紫外线灯使用时间＜1000h。

4. 物体表面消毒　桌面、电话、门把手、检查床等每日用250～500mg/L含氯消毒液擦拭消毒，或使用含醇的一次性消毒湿巾擦拭，每日至少2次。

5.铅衣消毒　用铅衣衣架悬挂放置，铅衣随机房紫外线消毒每日至少2次，每周彻底清洁擦拭1次，如遇污染时应立即处理。

6.可复性医疗用品的消毒　止血带每日由专人统一收集送供应室消毒。

7.地面消毒　地面应湿式清扫，保持清洁，遇污染时随时消毒；当有血液、体液及排泄物等污染时，应先使用一次性吸水材料完全清除污染物后，再用500～1000mg/L含氯消毒液消毒地面，拖洗工具使用后应先消毒、洗净，再晾干。不同的区域分别设置专用拖布，标识明确，分开清洗，悬挂晾干，每日消毒。

（六）隔离患者管理

隔离包括保护性隔离、接触性隔离和空气隔离，针对隔离的不同种类采取相对应的防护措施。

1.保护性隔离　常见于免疫力低下的患者（如血液病、器官移植术后等），检查时间安排尽量避开人员流动高峰期，检查前及时更换一次性床单。

2.接触性隔离　常见耐药菌感染等，尽量将检查时间安排在最后，申请单上盖有特殊标识，严格按照特殊患者处理（检查床上铺2张一次性床单，覆盖面积必须大于患者的接触面积，患者、家属和随从医师不得接触其他用品，检查完毕撤除床单，检查床使用一次性消毒湿巾擦拭消毒，工作人员严格执行手卫生要求）。

3.空气隔离　常见于空洞型肺结核、水痘等，检查后用紫外线消毒机房30min方可再检查其他患者。

4.其他　如有突发疫情发生，严格按医院疫情处置相关要求执行。

（七）医疗废物管理

严格按照《医疗废物管理条例》和《医疗卫生机构医疗废物管理办法》进行管理，医疗垃圾和生活垃圾应分类放置，标志醒目。医疗垃圾临时存放处的医疗垃圾每日由专人定时回收，清空后用500～1000mg/L含氯消毒液消毒，再用紫外线消毒，并记录。

（八）职业暴露——针刺伤的应急处理操作流程（图1-4）

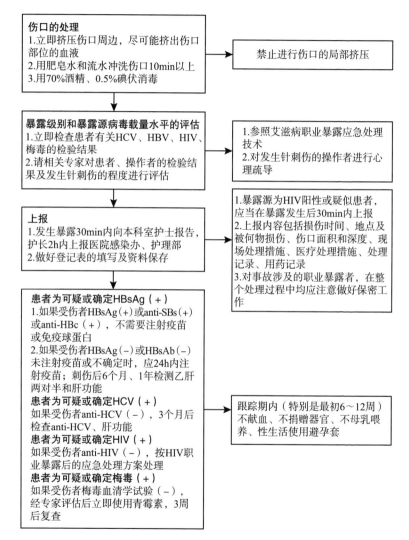

伤口的处理
1.立即挤压伤口周边，尽可能挤出伤口部位的血液
2.用肥皂水和流水冲洗伤口10min以上
3.用70%酒精、0.5%碘伏消毒

→ 禁止进行伤口的局部挤压

暴露级别和暴露源病毒载量水平的评估
1.立即检查患者有关HCV、HBV、HIV、梅毒的检验结果
2.请相关专家对患者、操作者的检验结果及发生针刺伤的程度进行评估

→ 1.参照艾滋病职业暴露应急处理技术
2.对发生针刺伤的操作者进行心理疏导

上报
1.发生暴露30min内向本科室护士报告，护长2h内上报医院感染办、护理部
2.做好登记表的填写及资料保存

→ 1.暴露源为HIV阳性或疑似患者，应当在暴露发生后30min内上报
2.上报内容包括损伤时间、地点及被何物损伤、伤口面积和深度、现场处理措施、医疗处理措施、处理记录、用药记录
3.对事故涉及的职业暴露者，在整个处理过程中均应注意做好保密工作

患者为可疑或确定HBsAg（+）
1.如果受伤者HBsAg（+）或anti-SBs（+）或anti-HBc（+），不需要注射疫苗或免疫球蛋白
2.如果受伤者HBsAg（-）或HBsAb（-）未注射疫苗或不确定时，应24h内注射疫苗；刺伤后6个月、1年检测乙肝两对半和肝功能
患者为可疑或确定HCV（+）
如果受伤者anti-HCV（-），3个月后检查anti-HCV、肝功能
患者为可疑或确定HIV（+）
如果受伤者anti-HIV（-），按HIV职业暴露后的应急处理方案处理
患者为可疑或确定梅毒（+）
如果受伤者梅毒血清学试验（-），经专家评估后立即使用青霉素，3周后复查

→ 跟踪期内（特别是最初6～12周）不献血、不捐赠器官、不母乳喂养、性生活使用避孕套

图1-4　针刺伤的应急处理操作流程

HCV.丙型肝炎病毒；HBV.乙型肝炎病毒；HIV.人类免疫缺陷病毒；HBsAg.乙型肝炎表面抗原；HBsAb.乙型肝炎表面抗体

四、影像科放射防护管理

（一）放射工作人员日常防护要求

根据《放射工作人员职业健康管理办法》（卫生部第55号令）及国家医用放射卫生防护标准等监督依据，要求放射工作人员进入放射工作场所，应当遵守下列规定。

1.放射工作人员的职业照射及受检者的医疗照射应当遵循放射实践的正当性和放射防护的最优化原则，避免一切不必要的照射；应当熟悉放射安全防护知识和专业知识，严格按规程操作，严防放射事故的发生。

2.放射工作场所应配备必备的、符合防护要求的辅助防护用品，机房内应配备专门供受检者使用的辅助防护用品。

3.正确佩戴个人剂量计；进入放射治疗等强辐射工作场所时，除佩戴常规个人剂量计外，还应当携带报警式剂量计。

4.不得佩戴剂量计进行放射检查或治疗，不得互换内外剂量计，不得故意将剂量计在辐射环境中恶意照射；离开放射工作场所后应妥善保管剂量计，不得私自拆开、故意损坏剂量计。

5.放射工作人员应该根据单位的安排接受放射安全防护知识培训，进行个人剂量监测及职业健康体检。如果由于个人原因不执行有关规定，医院将中止其放射工作人员资格。

（二）CT辐射安全防护制度

1. CT工作人员必须熟练掌握专业技术和射线防护知识，配合有关临床医师做好X线检查的临床判断，遵循医疗照射正当化和放射防护最优化原则，正确、合理地使用X线诊断。

2. CT检查需要由临床医师详细填写申请单，对检查目的和检查部位不明确的申请单退回重新填写后方可实施检查。

3. 对不能配合检查的患者，须由临床医师评估后镇静制动，再行CT扫描。

4. 技术人员应认真核查患者信息、检查项目，根据病变大小和性质准确地制订扫描范围、层厚、射线剂量，以及CT增强检查时多期或延期扫描等扫描计划。

5. 确保扫描室的屏蔽门关闭后才能扫描。

6. 扫描中应当避免非受检者留在扫描室，因患者病情需要其他人员陪检时，应当对陪检者采取防护措施。

7. 检查时做好患者性腺等对射线敏感器官的防护措施，婴幼儿检查时需由家长陪同，并对家长采取防护措施。非特殊需要，不得对孕妇进行下腹部CT检查，以避免照射胎儿。

8. 工作人员需佩戴个人剂量计。

9. 严格执行检查资料的保存、提取制度，不得因资料管理等原因使受检者接受不必要的重复照射。

10. CT机房设置应有电离辐射警告标识，并有"当心电离辐射"的中文注释，在机房房门上设有安全联锁、报警装置和工作信号灯；在射线装置使用时，严防无关人员误照射。

（陈苑平）

第三节 影像科护理管理制度

一、护理查对制度

实施各项检查操作过程中要严格执行"影像科检查查对"制度，防止检查错患者、检查错部位、发错报告和胶片等不良事件的发生。

1.登记时，查对患者姓名、性别、年龄、科别、检查项目、检查设备。

2.注射时，查对患者姓名、性别、年龄、科别、检查项目、目的。

3.体位摆放时，查对患者姓名、性别、年龄、检查项目。

4.检查后，技师再次查对患者姓名、年龄、检查项目。

5.胶片、报告发放时，报告发放人认真核对患者姓名、年龄、ID号（住院号）、检查部位、胶片数量等。

二、护理值班及交接班制度

1.值班人员应认真执行各项规章制度和操作流程，遵守劳动纪律，保持工作严谨，以确保患者检查顺利完成。

2.交接班期间如遇有危重患者抢救或其他突发事件，上一班值班护士仍需坚守岗位，协助抢救直至患者脱离危险，不得擅自下班。

3.值班期间如使用了科室急救药品和急救器材，应做好相关记录，尽量在本班完成物品的补充和急救器材的清洁消毒。如有未完成的工作，需与接班人员交班后才能下班。

4.值班期间应保持机房清洁，下班前保持护理区域卫生清洁，关闭高压注射器。

三、影像科检查患者知情同意制度

患者知情同意是指患者及其家属对患者的病情、检查措施、风险、益处、用药安全及风险、费用开支等真实情况有了解与被告知的权利，患者及其家属在知情的情况下有选择、接受与拒绝的权利。

1.使用对比剂之前必须履行书面知情同意和签字手续，交谈时应以易懂的方式和语言充分解释，告知患者或监护人，在患者或监护人完全理解后再履行签字同意手续。

2.对行使知情同意人员的要求

（1）原则上由患者本人、监护人或委托代理人行使患者知情权。

（2）具有完全民事行为能力的患者，在不违反保护性医疗制度的前提下，应将告知内容直接告知本人，且必须由本人履行书面签字手续。

（3）对不完全具备自主行为能力的患者（未成年人及昏迷、痴呆、残疾、精神病患者），应当由符合相关法律规定的监护人代为行使知情同意权。

3.孕妇（尤其妊娠8～15周）及近期有生育计划者，尽量不要进行放射性检查。检查前告知此类检查者放射线对胎儿有致畸可能，应充分考虑后再做决定是否进行检查。如孕妇必须进行放射性检查，应向其说明可能的危害，并在患者本人知情同意且直系亲属签字后才可实施此类检查。

4.如果患者不同意接受CT/MRI检查，则不可实施检查，由患者或监护人在检查知情同意书上说明拒绝检查并签字。

5.对于急诊、危重患者，需实施急诊CT增强扫描时，在患者无法履行知情同意手续又无法与其家属直接联系，或者家属无法在短时间内到达，但病情可能危及患者生命安全时，应紧急请示报告科住院总、科主任、医疗主管部门、医院总值班，经批准后由急诊科或临床科室医师陪同并签署知情同意书再施行检查。

四、危重患者安全管理制度

1.建立危重患者检查的"绿色通道"，确保急、危、重患者得到及时、准确、有效的检查。经"绿色通道"检查的患者，应尽快检查完毕并离开科室。

2.危重患者需要检查时，临床科室应提前电话通知影像科，并要求在患者病情稳定后才可以进行检查，必须有临床医师陪同。

3.危重患者检查前护士应评估病情，查看患者神志、皮肤、口唇及肢体情况。

4.凡属危重患者或检查中可能出现意外的患者，临床医师和护士必须携带急救药品陪同检查，到场监护，由影像科诊断技术人员共同配合完成检查工作。

5.对于有各种管路（尿管、胃管及其他引流管）的患者，应妥善固定好再开始做检查，以免发生脱管等不良事件。携带有胸腔闭式引流管、脑室引流管的患者，应暂时夹闭管道并放置安全后方可进行检查，检查完毕后立即打开。

6.对于不能配合检查的患者（如婴幼儿、躁动患者等），做好防护后再开始做检查，防止患者坠床，保证安全，必要时需要家属陪同和（或）实施药物镇静后再检查。

7.对于有开放人工气道的患者，检查前护士应及时有效清除呼吸道分泌物，并妥善固定好通气管道，保持呼吸道通畅，充分吸氧。此外护士应持续观察患者SpO_2、意识、面色、皮肤、末梢循环等情况，在保证患者没有缺氧指征的情况下进行检查。

8.检查过程中及结束后应注意密切观察患者的病情变化，一旦发生各种危及生命的病情变化和变态反应，应及时报告和处理，以保证患者安全。

五、对比剂管理制度

影像科目前常用的对比剂有碘对比剂和钆对比剂。对比剂的管理制度旨在促进科室对比剂的规范化、科学化管理，同时保证对比剂安全输注。

1.对比剂存放条件必须符合药品说明书要求，常规放置于30℃以下，避光，防X线，密闭保存，以防止对比剂效能降低，达不到增强效果。

2.建立对比剂出入库登记本，做到账物相符。

3.不同批号的对比剂分开放置，按有效期先后顺序摆放、使用，并定期检查，确保对比剂无过期失效、无不同批号混放现象。

4.对比剂请领流程：清点库房→按使用情况填写请

领计划单→护士长/护理组长/库房管理员→送请领计划本到药房→药房将对比剂送入科室签收→入库。

5.碘对比剂使用前放置在恒温箱中，建议加温至37℃。

（刘丽萍）

第2章

CT检查护理管理

第一节　CT检查前准备

一、预约和登记流程

（一）预约流程

预约人员需要经过培训，了解各项检查所需的检查时间及患者在检查前的注意事项。由经过培训后的预约人员负责患者的接待、咨询、分时段预约。依据单台设备平扫需要3～5min、增强需要6～10min、冠状动脉扫描需要10～12min的标准进行预约。预约人员要给患者讲解CT检查的注意事项，同时提示患者在检查前做好自身的准备工作。患者可在预约时间段到CT登记处登记，再进行检查。

（二）登记流程

患者在预约时间段到达CT登记处进行登记取号。登记人员要根据收费单或诊疗卡提供的信息从相关系统调阅登记，核对患者的姓名、年龄、ID号、检查史，重点检查有无ID重号、ID号错误和同名、同姓的患者，确认无误后发送检查单给相应机房技术员。多部位检查的患者，可按检查部位分别进行登记，或将检查单合并，在检查单上注明检查部位及其编号，便于技师进行检查部位选择。行CT增强检查的患者，指引其至护理站留置套管针。

二、增强患者检查前风险评估及注射准备

（一）注射护士接诊流程

增强检查患者需到影像科护理站进行检查前准备，注射护士接诊流程如下。查对（患者信息）→核查（知情同意书是否知晓和是否有效签署）→评估→操作（留置静脉套管针）→宣教→指引。

（二）检查前评估

1.评估患者身体状况　询问过敏史及甲状腺功能亢进症病史，筛查高危患者（如既往有中度或重度碘对比剂急性不良反应、不稳定性哮喘、需要医学治疗的过敏性疾病、肝肾功能严重不全、甲状腺功能异常、年龄超过70岁、幼儿等）。

2.评估患者精神状态　如意识是否清醒、是否能自主配合检查（如儿童、精神异常的患者）。

3.评估临床用药情况　CT检查当天是否做过其他检查，如MRI增强、钡剂检查等。对服用二甲双胍的患者，如检查前肾功能正常，从给予对比剂开始停用二甲双胍，CT检查后应监测患者是否有乳酸酸中毒的体征；如果肾小球滤过率估测值（eGFR）与成像前比较无变化，则在对比剂给药后48h重新开始服用二甲双胍；肾功能异常患者，使用对比剂前停用二甲双胍2d，使用对比剂后再停药2～3d，复查肾功能后才能继续使用二甲双胍。

4.去除异物　评估患者有无穿易引起检查伪影的衣

物，指引或指导患者更衣。

5.血管评估（图2-1）并留置静脉套管针或选择使用耐高压PICC导管

碘对比剂输注血管选择

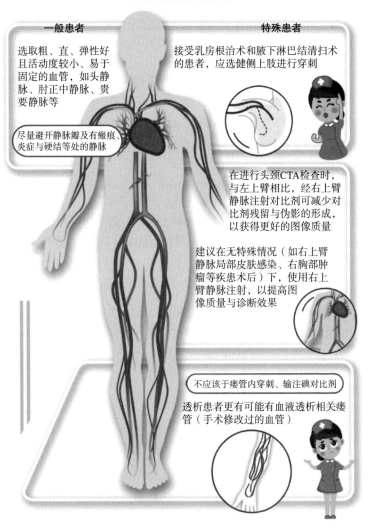

一般患者

选取粗、直、弹性好且活动度较小、易于固定的血管，如头静脉、肘正中静脉、贵要静脉等

尽量避开静脉瓣及有瘢痕、炎症与硬结等处的静脉

特殊患者

接受乳房根治术和腋下淋巴结清扫术的患者，应选健侧上肢进行穿刺

在进行头颈CTA检查时，与左上臂相比，经右上臂静脉注射对比剂可减少对比剂残留与伪影的形成，以获得更好的图像质量

建议在无特殊情况（如右上臂静脉局部皮肤感染、右胸部肿瘤等疾患术后）下，使用右上臂静脉注射，以提高图像质量与诊断效果

不应该于瘘管内穿刺、输注碘对比剂

透析患者更有可能有血液透析相关瘘管（手术修改过的血管）

图2-1 对比剂输注血管选择

（1）建议在无特殊情况（如右上臂静脉局部皮肤感染、右胸部肿瘤等疾病术后）下，选取粗、直、弹性好且活动度较小、易于固定的血管，如头静脉、肘正中静脉、贵要静脉等。优先使用右侧肢体静脉注射，以提高图像质量和诊断效果。

（2）接受乳房根治术和腋下淋巴结清扫术的患者，应该选择健侧上肢进行穿刺。

（3）在进行头颅CT血管成像（CTA）检查时，与左上臂相比，经右上臂静脉注射对比剂可减少对比剂残留与伪影的形成，以获得更好的图像质量。

（4）按检查项目要求和患者血管情况留置相应型号的套管针（表2-1），再次评估血管耐受压力，如患者血管较差，应在检查单上盖章提醒并注明最高流速。

如患者自带耐高压PICC导管，优先使用，并严格按照耐高压PICC导管使用流程执行（图2-2）。

表2-1　CT室静脉留置针流程表

步骤	要点
1.准备工作	（1）准备用物（安尔碘、无菌棉签、输液贴、胶带、止血带，静脉留置针，5ml无菌注射器、生理盐水） （2）洗手（或用速干手消毒剂）、戴口罩 （3）评估患者及环境的安全性，准备锐器物收集盒等
2.知情同意	筛查高危因素，核查知情同意书知晓情况并确认签署是否合格
3.选择血管	（1）首选右上肢静脉 （2）血管粗、直、弹性好，血流丰富 （3）避开关节和静脉瓣

续表

步骤	要点
4. 皮肤消毒	（1）安尔碘消毒皮肤，面积8cm×8cm （2）消毒2次 （3）待干（打开输液贴外包装，放置于桌面备用）
5. 选择套管针	在满足患者检查项目流速需求的前提下，选择最小型号的套管针
6. 戴手套	戴一次性橡胶手套，抽取5ml生理盐水连接在套管针上，并排气
7. 穿刺	（1）在进针点上方10cm处扎止血带，时间不超过2min，松紧度适宜 （2）一手固定导管座，一手垂直向上轻轻除去护针帽，左右转动针芯 （3）绷紧皮肤，嘱患者握拳，在消毒范围的1/3～1/2处以15°～30°角进行穿刺，直刺静脉，进针速度要慢，从导管内见回血后降低到5°～10°角再进针2mm；将针芯后撤2～3mm，持导管座及针翼，将导管与针芯一起全部送入血管 （4）松止血带，嘱患者松拳 （5）抽回血，预注射，判断是否留置成功 （6）左手固定导管座，右手持针翼末端撤出针芯，直至针尖保护装置自动激活并脱离导管座 （7）将带保护装置的针芯丢弃在锐利物收集盒中
8. 固定	（1）以穿刺点为中心用输液贴固定，双胶带加强固定 （2）胶带辅助固定隔离塞或无菌注射器
9. 健康教育	（1）未行CT增强检查时，患者穿刺部位应适当制动，避免剧烈运动使套管针脱落、移位 （2）检查结束后，在留观区观察20～30min，无不良反应方可拔针离开

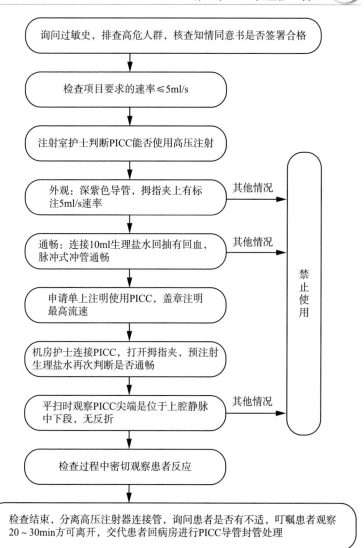

图2-2 耐高压PICC导管使用流程

（三）注射前准备

1. **知情同意书** 由影像科室护士核查患者或家属知情同意书知晓情况，并确认签署是否合格。

2. **健康教育** 指导CT增强检查患者进行水化（CT增强检查患者，检查前4～6h至使用对比剂后24h口服清水，每小时100ml）；行腹部、盆腔等特殊检查［如胃、小肠CT造影（CTE）］时，指导患者做好胃肠道准备。通过多种媒介以简单易懂的方式使患者及其家属充分理解检查目的、检查流程、所需时间、水化方式、注意事项，以及输注对比剂后可能出现的正常现象（如口干、口苦、口腔金属异味、全身发热、有尿意等）及不良反应（如恶心、呕吐、皮疹等）。消除患者紧张情绪，确保检查效果，降低不良反应发生率，嘱患者至指定等候区等待检查。健康教育方式包括口头宣教及健康教育手册、健康教育宣传栏、视频宣教等。

3. **碘对比剂准备** 建议碘对比剂使用前加温至37℃，并放置在恒温箱中。仅将检查当日所需瓶数的对比剂放置在恒温箱内，摆放有序，先放入先取用，使用后及时补充。

4. **高压注射器准备** 常见的3种高压注射器操作如下。

（1）蠕动泵高压注射器操作标准（旧款）（图2-3～图2-5）

①安装注射器内管：在安装系统管时，要注意将十字四通、泵轮、5个传感器（盐水传感器、对比剂1传感器、对比剂2传感器、空气传感器和压力传感器）及粒子过滤器的位置安装到位；关闭泵门时，注意要手动反

扭泵口盖关闭装置，以保证泵口盖关闭到位，先开控制终端（显示器）电源后开注射器主机电源。

②充盈管道：生理盐水按插好后，打开注射器电源开关，后按动释放键（如图2-3所示11）✔加输送键（图2-3所示9）▬使盐水充盈内管，盐水充盈满后注射器会自动拍打管道排气。

③对比剂排气：装好对比剂1或对比剂2后，按动6键（图2-3）进行对比剂1排气，同时手动挤捏管道（图2-4所示15位置）加强排气效果。对比剂1排气结束后，按动图2-3所示8键进行对比剂2排气，同样手动挤捏管道（图2-4所示16位置）。排气结束后仔细检查管内是否有气泡，如果有气泡则重复以上动作直至气泡排干净，以免注射过程中因气泡造成机器保护性停机。

④再充盈：按下释放键（图2-3所示11）✔加输送键（图2-3所示9）▬，将第一次充盈管道时剩余的部分进行二次充盈，此时内管被完全充盈满并有少量的盐水流出。

⑤连接患者连接管。

⑥充盈患者连接管：按释放键（图2-3所示11）✔加🧍转接键（图2-3所示10），注射器自动进行患者连接管充盈。

⑦检查：检查患者连接管内是否还有气泡，如果有气泡再按释放键✔加输送键▬，手动将气泡排净。

⑧更换造影剂和盐水：当某一瓶内的对比剂用完时，要将对比剂平托向下转动90°，然后拔下对比剂瓶后将其转回原位（防止漏液），再装新的对比剂。对比剂装好后按动6键或8键（图2-3）进行对比剂1或对比剂2排气，同时手动挤捏图2-4中所示15或16位置的管道，

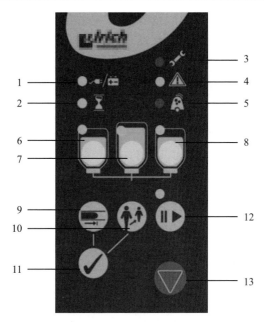

图2-3　主机控制面板

　　1.电源/电池；2.沙漏；3.服务；4.注意；5.空气警报器；6.对比剂1；7.生理盐水；8.对比剂2；9.输送；10.转接；11.释放；12.暂停/继续；13.紧急停止

加强排气效果。更换盐水时同样操作。

　　⑨更换患者：更换患者后，一定要更换患者连接管并按动图2-3的11释放键✔加🔧转接键，注射器自动进行患者连接管充盈，否则注射器将不能继续工作。

　　⑩拆卸系统管：拆卸系统管时按下列步骤操作。将对比剂瓶托向下转动90°拔下对比剂瓶及盐水瓶，打开泵门盖，从系统管出口处开始拆卸直到箍位安装槽处（图2-4），并把出口接到垃圾桶或容器内；打开阀门盖（图2-4所示13），打开截流阀（图2-4所示3），将对比剂平托向上转回原位，待系统管内的液体排完后再完全拆除系统管，以免系统内液体溢出污染机器。

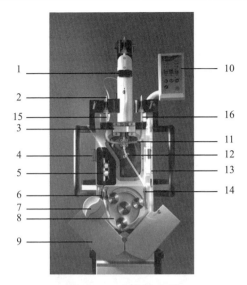

图2-4　系统管安装

1.盐水传感器；2.粒子过滤器固定器；3.推按式锁扣盐水截流阀；4.阀门盖；5.压力室传感器；6.超声波气泡传感器；7.旋钮式泵口盖关闭装置；8.泵轮；9.泵口盖（打开）；10.控制装置；11.十字四通座；12.软管导轨；13.阀门盖；14.箱位安装槽；15、16.软管导轨

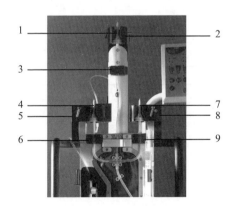

图2-5　传感器

1.盐水穿孔针；2.盐水瓶托；3.盐水传感器；4.对比剂1穿孔针；5.对比剂1瓶托；6.对比剂1传感器；7.对比剂2穿孔针；8.对比剂2瓶托；9.对比剂2传感器

（2）蠕动泵高压注射器操作标准（新款）（图2-6，图2-7）

①开机：打开终端，打开注射器，开机，屏幕出现对比度调节菜单，连接蓝牙出现关闭盖子提示；安装好泵软管，确认软管正确卡在相应位置；关闭滚子泵盖，确认泵软管完全卷进滚轮；连接好患者连接管，记得卡好患者连接管传感器；装上盐水瓶和对比剂瓶，根据提示按8号软键（图2-6）选择相应对比剂，没有就不选，否则自动排气时会报错；根据提示灯按相应按键，直到提示灯不出现为止；确认患者连接管没有空气，如有气泡，按"手动输送"相应按键排出气泡，再连接到患者的静脉留置针。

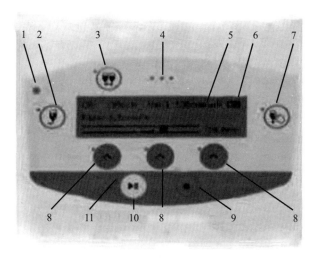

图2-6   注射器显示屏

1."注射器   开/关/待机"LED灯；2."手动排气"按键；3."切换CA1/CA2"按键；4."正常状态/警告/错误"LED灯；5.注射器与终端之间连接状态；6.电池充电指示；7."手动输送"按键；8.功能可变的软键；9."停止"按键；10."启动/暂停"按键；11."按键激活"LED灯

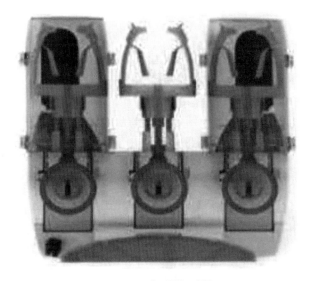

图2-7 介质检测器

LED红色.未见介质、介质中出现空气、软管未正确插入、传感器脏污或软管系统为空；LED蓝色.检测有氯化钠溶液，注液和排气已完成，运行就绪；LED绿色.检测有造影剂，注液和排气已完成，运行就绪；LED关闭.注射器处于睡眠状态，或造影剂已排气，处于备用状态

②关机：把所有药瓶取下，对比剂要打平才可以取下；长按开门键，选择drain down，机器自动排水和卷出软管，打开盖子，取下软管并丢弃；使用热水软布重点清洗5个传感器；关闭注射器电源，关闭终端电源。

蠕动泵高压注射器使用注意事项：每日工作结束拆下系统后要用纱布沾热水对注射器进行清洗，并特别注意清洗盐水传感器、造影剂传感器、气泡传感器、锁扣式盐水截流阀及泵口盖，以免机器工作不正常（系统管使用24h更换，患者连接管每人次更换）。

（3）双针筒注射器操作标准（图2-8）

开机，开关在显示屏后，执行自检测试，5s后进入安全界面

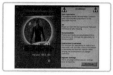

点击"continue"进入操作主页面

安装针筒，将针筒直接插入注射头，机器会自动排气至0ml位置

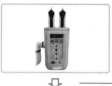

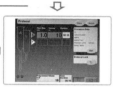

用吸药管或吸药插针吸药，A筒吸入对比剂，B筒吸入盐水

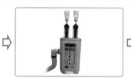

吸药完成后，连接三通连接管和针头，较长一端连接盐水筒，较短一端连接对比剂筒，机头朝上排气

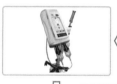

排气完成后，将注射头朝下，并将连接管另一端连接患者手上留置针

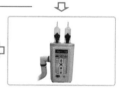

设置好注射方案后，按下屏幕上的ARM键，机器会提示是否排气，按YES确认，机器进入准备状态，此时注射头尾部蓝、绿灯交替闪烁

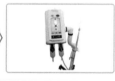

按下屏幕或注射头上的黄色启动按钮进行注射，对应注射端尾灯常亮，注射完成后尾灯熄灭

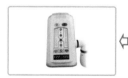

注射完成后，先断开设备与患者静脉留置针的连接，然后卸下针筒，活塞会自动收回，机器复原。不用时，请将注射头向下放置

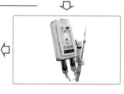

图2-8　双针筒式注射器操作标准

第二节　CT检查护理

一、CT检查的常规护理

1.检查前技术员核对患者身份信息、检查项目、注意事项等。

2.技术员协助患者上检查床，避免坠床或跌倒，注意患者身上各种管路的摆放，避免检查床移动时引起脱落。

3.检查时注意患者保暖，并做好X线防护措施。

4.严格无菌观念，确保高压注射器抽（换）药、换管、排气、接管的无菌操作。对于非预灌装对比剂，做到"一人一筒一管一药"；对于预灌装对比剂，连接管要"一人一管"；中央系统管24h进行更换。

5.使用恒温箱里的碘对比剂。做CT增强检查的患者，连接管路后先进行预注射，确保输注管路通畅，告知患者检查时的注意事项及注射时可能出现的正常感受，提醒患者如有不适及时用肢体示意。

6.严密观察检查过程中患者的反应和高压注射器显示器，如发生不良反应及时停止注射，并进行处理，确保检查顺利完成。

7.检查结束后撤除高压注射管路，询问患者有无不适，观察患者有无发生不良反应。

8.与技术员一起协助患者离开检查床，指导患者在留观区观察20～30min，无不适方可拔针离开，并嘱患者24h内持续水化，如有不适及时就近就医。

9.每个CT护理单元配置的急救车和急救器材做到五

定管理，定期培训急救流程，确保发生对比剂不良反应时能及时有效地进行抢救。

10.发生对比剂不良反应或坠床、跌倒等不良事件应急处理后，及时补录医嘱和记录，按医院要求上报。

二、特殊患者CT检查的护理

（一）主动脉夹层患者CT检查的护理

急重症患者优先检查，全程密切观察，及时发现问题及时配合急诊科或临床科室医护人员进行处理。

1.检查前护理措施

（1）优先检查：对怀疑有主动脉夹层的患者，临床医护人员应提前电话通知影像科，同时告知患者家属相关事宜和注意事项，要求临床医师陪同检查，CT室医护人员做好相应准备，优先检查。

（2）急救准备：患者到达检查室前，影像科护士准备好急救器材、药品、物品，随时启动应急预案。

（3）镇痛、镇静护理：按医嘱给予哌替啶、吗啡等镇痛药，注意观察用药后的呼吸情况等；如果患者意识不清、躁动不安，应遵医嘱给予镇静药，防止大动作造成主动脉夹层扩大和破裂，同时便于检查顺利进行。

（4）心电监护：监测生命体征及血氧饱和度的变化，在进入检查室前必须保持患者生命体征稳定。

（5）协助清除患者检查部位易引起伪影的衣物。

（6）知情同意书：筛查高危因素，核查患者或家属知情同意书知晓情况，并确认签署是否合格。

（7）留置静脉留置针：选用20G以上静脉留置针在患者右上臂静脉进行穿刺，并有效固定。

2.检查中护理措施

（1）确认信息：再次核对患者信息、检查部位、检查项目。

（2）小心转运：指导正确转运患者，动作轻柔快速，避免大动作引发夹层破裂。

（3）防护措施：做好非照射部位的X线防护，注意保护患者隐私和保暖。

（4）家属陪同：对意识不清、躁动不安、无法进行正常沟通的患者，应预留一名家属在机房内陪同检查，做好防辐射措施。

（5）流速控制：由留置套管针的护士判断血管耐受情况，注明建议流速上限，提醒技术员控制流速及对比剂注射量，以免压力过大导致夹层破裂。

（6）心理安慰：对于清醒患者，告知检查时的注意事项及注射时有可能出现的正常身体反应，提醒患者如有不适及时用肢体示意。

（7）密切观察：注射对比剂时密切观察患者病情及注射压力曲线，动态观察增强图像对比剂显影情况，避免对比剂外渗增加患者的痛苦，延误检查时间。

（8）病情监测：监测患者的生命体征，如出现脉搏细速、呼吸困难、面色苍白、皮肤发冷、意识模糊等症状，提示可能因夹层破裂出现失血性休克，应立即停止扫描，启动应急预案施救，必要时联系急诊手术，做好记录。

（9）疼痛观察：如患者突发前胸、后背、腹部剧烈疼痛，多为撕裂样或刀刺样，呈持续性，患者烦躁不安、大汗淋漓，有濒死感，疼痛放射范围广泛，可向腰部或下腹部传导，甚至到大腿部，提示夹层动脉瘤破裂，应启动急救应急预案。检查结束立即转运患者，动作轻柔快速。

3.检查后护理

（1）危急值：扫描中发现有主动脉夹层应按危急值处理，禁止患者自行离开检查室，告知患者制动，避免用力咳嗽等增加腹部压力的动作，告知临床医师检查结果，在医护人员及其家属陪同下立即返回病房或护送至急诊科。

（2）其他：参考CT检查常规护理内容。

（二）老年患者CT检查护理

行动不便或70岁以上老年患者，属于十分特殊的群体，在CT检查尤其CT增强检查中风险颇高，必须从接诊至检查留观结束的每一个环节进行细致、有效、恰当的护理，这是取得CT检查成功的关键，也是医疗安全中极为重要的保证。

1.检查前护理

（1）急救准备：护理人员应根据患者的实际情况准备相应的应急物品，在患者出现紧急突发情况时，护理人员应及时发现及进行有效应对，测量生命体征，通报医师后，给予准确、恰当的处理。

（2）知情同意书：老年患者需有家属陪同，临床医生需将进行CT检查的目的及检查中可能出现的不良反应向患者及其家属进行详细讲解，在患者和家属均知情的情况下签署《碘对比剂使用知情同意书》。

（3）加强心理干预：老年人在体力、视力以及行动上均处于弱势，同时大部分老年人患有不同程度的基础疾病，而老年患者对疾病、检查及药物的知识普遍缺乏，在多方面因素的影响下，患者容易出现焦虑、担忧等负面情绪，且情绪波动大，影响CT检查的成功率，因此，在CT检查前要加强老年患者的心理护理。

（4）提高静脉穿刺成功率：老年患者一般血管弹性弱，易滑动及漏针，静脉穿刺难度大，多选择粗、直静脉给药，嘱患者穿刺肢体尽量避免剧烈活动。

2.检查中护理　与技术员共同协助患者上、下检查床，防止坠床、跌倒、夹伤，必要时留家属陪同检查；检查过程中加强观察，如发现患者出现喷嚏、恶心、呕吐等不良反应，应该及时停止注射、中断检查、报告医师，遵医嘱给予处理。

3.检查后护理　参考CT检查常规护理内容。

（三）幼儿CT检查护理

1.检查前护理

（1）临床医师评估患儿检查配合度，与预约前台提前沟通，若需镇静的患儿在镇静后，由医师陪同送至CT室，优先安排检查。

（2）需进行CT增强检查的患儿，建议在镇静前留置好符合检查流速要求的静脉留置针。

（3）加强心理护理。对年龄小、入睡困难的患儿，护士应用亲切的语言与其家长沟通，交代注意事项。对年龄较大的患儿，护士应用通俗易懂的语言与患儿接触交流，有针对性地告诉患儿检查时保持安静的重要性，以及推药时可能出现一过性全身发热，但没有疼痛，让患儿放松紧张、恐惧、焦虑的心理，并教会患儿若有其他不适如何示意，达到自觉配合检查的目的。

（4）知情同意书：患儿需有家长陪同，临床医师需将进行CT检查的目的及检查中可能出现的不良反应向家长进行详细讲解，在患儿家长知情的情况下签署《碘对比剂使用知情同意书》。

2.检查中护理

（1）建议由家长陪同检查，适当固定患儿肢体，检查过程加强观察，防止坠床、跌倒、夹伤。

（2）对于危重急症患儿密切关注生命体征监测，如血压、血氧饱和度等的变化，注意镇静后患儿呼吸情况及注射对比剂时有无发生与对比剂相关的不良反应。

（3）快速扫描，尽量在患儿镇静期内完成扫描工作。

3.检查后护理　与急诊科或临床医师沟通注意事项并安全转运（详见CT检查常规护理内容）。

（四）肿瘤患者CT增强扫描护理

肿瘤患者的身体状况差，常合并其他疾病，长期接受放化疗，多次进行CT增强扫描的叠加效应而导致辐射风险，因而对比剂诱导的变态反应、急性肾损伤（acute kidney injury，AKI）等不良事件的风险倍增。美国肾脏病学会肿瘤-肾脏病学教程指出，AKI的肿瘤-特异性危险因素包括年龄≥65岁、充血性心力衰竭（化疗等导致）、慢性肾脏病（CKD）、低血容量（化疗等导致）、肿瘤远处转移、多发性骨髓瘤、肝癌、肾细胞癌切除术、急性淋巴瘤或白血病新辅助化疗。

对比剂除了影响肾脏外，还会对肝、心血管、神经系统产生影响。肿瘤患者常合并肾功能不全，导致对比剂排泄障碍，使不良反应发生率及严重程度增加，更易出现重度不良反应。因此，要加强肿瘤患者CT增强检查的安全管理。

1.检查前综合评估　适应证和禁忌证评估：临床工作中应严格掌握CT增强检查的适应证，避免过度检查。甲状腺功能亢进尚未治愈为使用碘对比剂的禁忌证。既往有对碘对比剂严重（变态反应）不良反应者并非禁忌证，但是要做到以下几点：①对已知发生过变态反应病史患者，如需再次做增强检查，应与主管医师充分沟通，评估CT增强检查的获益和风险；②加强沟通，取得患者及其家属的理解、支持；③针对以往碘对比剂轻度反应的患者及发生过中度或重度不良反应的患者，建议尽量选择其他检查替代；④建议临床医师陪同检查；⑤在该类患者检查过程中，随时做好应急抢救准备；⑥强调知情同意书的合格签署并做好各种记录、标识，利于每个检查环节跟进观察。

2.检查中护理

（1）对比剂的选择与使用原则：使用对比剂前，应履行告知义务，与患者或其监护人充分沟通对比剂使用的风险，并检查知情同意书签署是否合格。对比剂急性肾损伤（CI-AKI）的发生与对比剂的用量相关，因此，应尽量减少对比剂用量和浓度。对于高危患者优选等渗或次高渗对比剂。

（2）对比剂的应用：应避免短时间内大量、快速和连续推注对比剂。欧洲泌尿生殖放射学会（ESUR）对比剂安全委员会认为，静脉应用对比剂可显著降低CI-AKI风险，对于动脉应用对比剂存在CI-AKI风险的患者，静脉给药可降低CI-AKI风险。CI-AKI的发生与对比剂的剂量相关，所有患者都应避免过量使用对比剂。建议对比剂剂量（以碘含量 g 计算）在数值上与其eGFR（ml/min）相当，或对比剂剂量/肌酐清除率＜3.7。没有绝对安全的对比剂剂量，对于高危患者即使使用极少量的对比剂也可能引起CI-AKI。一般情况下成人为0.8～1.5ml/kg体重，小儿为0.8～1.0ml/kg体重，或者遵循产品说明书中推荐的使用剂量。

3.检查后护理

（1）留观：接受对比剂后最初30min内的观察和监控非常重要。只要患者有不适主诉，就应严密监视，尤其是对生命体征，直至症状减轻或症状消失。另外，CT增强宜使用静脉留置针，患者完成CT检查后带静脉留置针留观20～30min，如无不良反应，再拔针。一旦发生不良反应时，可确保有静脉通路可用。

（2）监测肾功能及随访：血管内途径应用对比剂后24～48h血清肌酐（Scr）值会升高，一般3d内达峰值，因此，对不同危险分层的患者要进行个体化的监测和随访。CT增强扫描后3d需每日监测Scr并计算eGFR，尤其对于eGFR＜60ml/（min·1.73m²）的患者。

（3）透析：对比剂使用后立即血液透析和血液滤过可以清除对比剂，但不能预防CI-AKI的发生，因此，不推荐注射对比剂后立即血液透析；对于极高危患者（CKD 5期），静脉使用对比剂后需进行血液滤过。

（4）特殊处理

①根据eGFR对抗肿瘤药物的剂量进行调整，高危患者在使用对比剂前是否停用肾毒性药物应与相关医师协商，权衡利弊后决定用药方案。

②调整CT增强扫描频次。由于肿瘤患者需多周期化疗，多次CT增强检查，使CI-AKI风险倍增。ESUR对比剂安全委员会认为，连续CT增强扫描理想的间隔时间为2周，这是AKI恢复所需时间，如不能间隔2周，应在临床允许的情况下尽可能延长时间间隔。

4.肿瘤患者CT增强检查流程（图2-9）

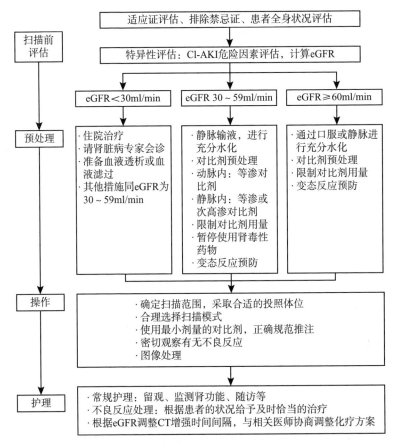

图2-9 肿瘤患者CT增强检查流程

（五）CT引导下经皮穿刺肺活检术的护理

1.术前护理措施

（1）环境准备：控制CT检查室温度（22～24℃），防止患者受凉；CT检查间提前30min紫外线消毒，光线充足。

（2）资料准备：查看相关检查是否完善，如术前四项、血常规、肝肾功能、凝血酶原时间、B超、CT、X线、心电图等检查，常规测量生命体征并记录。

（3）用物准备：准备无菌穿刺包（无菌弯盘、无菌孔巾、无菌纱布块）、无菌棉签、5ml注射器、安尔碘、10%甲醛、95%酒精、2%利多卡因、小容器、穿刺活检针和枪。

（4）操作者准备：洗手，戴口罩、一次性帽子，穿一次性手术衣，严格无菌技术操作，防止交叉感染。

（5）呼吸训练：训练患者穿刺或扫描中吸气、屏气及配合方法。

（6）心理护理：手术医师应耐心讲解该项检查过程和穿刺的必要性，以及对治疗的指导意义，增强患者信心和勇气，取得患者及其家属的理解与配合，使患者保持良好心理状态，从而保证穿刺顺利进行。

（7）知情同意书：评估患者基本情况，履行告知义务，并让患者或其家属签署穿刺同意书；行CT增强检查患者，先筛查高危因素，再指导患者及其家属签署《碘对比剂使用知情同意书》。

（8）其他：详见CT检查常规护理内容。

2.术中护理措施

（1）确认信息：再次确认患者信息，避免检查信息、检查部位、检查设备错误。

（2）体位设计：根据穿刺部位设计体位，协助患者摆好体位。配合医生确定最佳穿刺点并标识。

（3）配合医师进行消毒、局部麻醉，协助取活检，用10%甲醛进行标本固定。

（4）行CT增强检查患者：详见CT检查常规护理内容。

（5）严密观察：术中认真听取患者主诉，严密观察患者面色及生命体征变化，必要时心电监护。

（6）防护措施：检查中做好患者与医护人员的安全防护。

3.术后护理措施

（1）术后评估：穿刺结束后评估有无出血、气胸及其他并发症发生，穿刺点局部加压包扎，防止出血。

（2）宣教：嘱患者卧床休息6～12h，24h内避免剧烈运动和咳嗽；告知患者可能会出现疼痛、出血、气胸等并发症，如有不适请及时告诉医师或护士。

（3）其他：参考CT检查常规护理内容。

（六）颈外静脉高压注射碘对比剂的护理

1.检查前护理

（1）核对：核对患者信息、检查项目、检查要求，筛查高危患者。核对患者或其家属已知情同意并正确签署好《碘对比剂使用知情同意书》。选择合适的套管针。

（2）物品准备：常规消毒物品1套、静脉留置针1副，一次性透明敷贴1张，10ml生理盐水1支，医用胶带1卷，免洗手消毒液。

（3）健康教育：嘱患者头部制动，避免剧烈咳嗽。

（4）心理护理：护士应耐心讲解检查过程和穿刺的必要性，以及对治疗的指导意义，增强患者的信心和勇气，取得患者和家属的理解及配合，使患者保持良好的心理状态，从而保证穿刺顺利进行。

（5）知情同意书：评估患者基本情况，履行告知义务并签署穿刺同意书。

（6）穿刺方法：见表2-2。

表2-2　颈外静脉套管针流程表

步骤	要点
1.准备工作	（1）准备用物（安尔碘、无菌棉签、敷贴、胶带、止血带，静脉留置针，10ml无菌注射器、10ml生理盐水） （2）洗手，戴口罩（或用速干手消毒剂） （3）评估患者及环境的安全因素，准备锐器物收集盒等
2.核对信息	查对患者身份信息、检查项目及部位、检查要求等
3.知情同意	筛查高危因素，签署《碘对比剂使用知情同意书》
4.健康教育	告知患者及家属穿刺颈外静脉的必要性和安全性，让患者配合
5.选择血管	患者取平卧位，头后仰偏向一侧，暴露颈部，选择颈外静脉直、弹性好且充盈一侧，一名护士帮助固定头部
6.皮肤消毒	（1）安尔碘消毒皮肤，面积8cm×8cm （2）消毒2次 （3）待干（打开敷贴外包装放置于桌面备用）
7.选择静脉留置针	选择合适型号的静脉留置针，满足患者检查项目的流速要求
8.戴手套、排气	戴一次性手套，抽10ml生理盐水连接在静脉留置针上并排气
9.穿刺	（1）一名护士按压锁骨上方颈外及胸锁乳突肌上、下缘，使穿刺区域相对平坦易于穿刺，同时便于颈外静脉充盈。必要时嘱患者屏气 （2）穿刺护士左手按压颈外静脉上段并绷紧皮肤，右手持静脉留置针，选择颈外静脉上1/3～2/3进针，进针角度以15°～30°为宜，见回血或落空感，回抽，见回血后抽出针芯少许，降低穿刺角度选软管，使针与血管平行再潜行2～3mm，拔出针芯，推生理盐水5～10ml，用3M敷贴固定，胶布固定肝素帽
10.整理物品	分类整理医疗垃圾，脱手套
11.再次查对	查对患者身份信息、检查项目及部位、检查要求等

2.检查中护理

（1）核对信息：再次核对患者信息及检查相关信息。

（2）体位摆放：双人扶患者上检查床，妥善放置患者头部，保持静脉留置针通畅。

（3）预注射：连接高压注射器通路，并预注射生理盐水成功。

（4）严密观察：静脉输注对比剂时，严密观察患者反应和生命体征变化，发现异常立刻停止注射。

（5）防护措施：检查中做好患者的X线安全防护措施。

3.检查后护理　参考CT检查常规护理内容。

（余泽君）

第 3 章

MRI检查护理管理

第一节　MRI检查前准备

一、适应证与禁忌证

（一）适应证

适用于人体大部分解剖部位和器官疾病的检查，应根据临床需要及磁共振成像（MRI）在各解剖部位的应用特点选择。

（二）禁忌证

1.心脏植入式电子设备　心脏起搏器、可植入式心律转复除颤器（ICD）、植入式心电监测仪（ICM）、植入式循环记录仪（ILR）等目前临床上应用的绝大多数心脏植入式电子设备都不能与MRI兼容，除外起搏器为新型MRI兼容性产品的情况。2011年美国上市了通过食品药品监督管理局认证的MRI兼容型心脏起搏器（脉冲发生器）和导联及MRI兼容型ILR；2015年MRI兼容型ICD上市。不遵循产品说明随意使用设备可能会造成严重不良后果，潜在风险包括：①装有心脏起搏器和ICD

的患者进行MRI检查时，设备内置程序可能发生意想不到的变化，如起搏器输出被抑制、不能起搏、瞬时异步起搏、快速心脏起搏、感应性心颤等；②起搏器或ICD系统附近组织（特别是靠近导联端处的心脏组织）被灼伤；③电池过早耗尽；④装置完全失灵等。

2.人工耳蜗　人工耳蜗是一种电子装置，由体外言语处理器将声音转换为一定编码形式的电信号，通过植入体内的电极系统直接兴奋听神经来恢复、提高及重建耳聋患者的听觉功能。MRI扫描可能会使人工耳蜗磁极发生翻转，需要通过有创手术方法进行复位，建议充分评估MRI检查的风险获益比后再行扫描。

3.妊娠3个月内　目前尚缺乏充足证据证明MRI检查对于孕早期（12周以前，胎儿各系统器官的重要形成时期）妇女的影响。基于伦理学的要求，国家并未批准进行孕早期MRI检查。谨慎的观点是孕早期妇女应该酌情避免进行MRI检查。

4.眼内植入物　磁性眼内植入物有可能在强磁场中发生移位，这类患者不宜进行MRI检查。

5.磁性金属　磁性金属药物灌注泵、神经刺激器、心室辅助装置等，由于含有大量的磁性金属，不宜进行MRI检查。

二、植入物

有下列情况者，需在做好风险评估、成像效果预评估的前提下，权衡利弊后慎重考虑是否行MRI检查。如确定需要行MRI检查，临床医生必须在MRI检查申请单上注明植入物材料并签名。

1.人工心脏瓣膜、冠状动脉与外周血管支架　人工心脏金属瓣膜和瓣膜成形环、血管金属支架、血管夹、螺旋圈、滤器、封堵物等为弱磁性植入物，一般建议在相关术后6～8周（新生内膜对支架的固定）进行MRI检查是安全的。

2.骨科植入物　骨关节固定钢钉、钢板、骨螺丝及人工关节、金属弹片等，大多呈非铁磁性或少量弱磁性，由于在术中已被牢固地固定在骨骼、韧带或肌腱上，通常不会移动。但植入物可能会引起图像伪影，影响周围组织的观察，也有发生热灼伤的风险。应视金属置入物距扫描区域（磁场中心）的距离，在确保人身安全的前提下慎重选择，且建议采用1.5T（含）以下场强设备。

3.颅内动脉瘤夹　动脉瘤夹常用于颅内动脉瘤和动静脉畸形的治疗，由不同磁敏感性的多种物质构成，形状各异。动脉瘤夹中铁磁物质含量达到多少会导致MRI检查时发生危险，目前尚无定论。强铁磁性材料的动脉瘤夹禁止用于MRI检查；非铁磁性或弱铁磁性材料的动脉瘤夹可用于1.5T（含）以下的MRI检查。

4.输液港和留置导管　输液港通常植入于胸部皮下，由穿刺座和静脉导管系统组成，材料主要有合金、硅橡胶和塑料等，呈非铁磁性和弱磁性，因此，进行MRI检查是安全的。

5.牙科植入物　许多牙科植入物（如种植牙、固定的假牙和烤瓷牙等）含有金属和合金，有些甚至呈现铁磁性。由于种植牙已牢固地固定在牙槽骨上或黏合在相应的连接物上，具有很高的强度，通常在3.0（含）以下场强的MRI设备中不会发生移动和变形，但在牙科植入物所在的部位可能会出现一些伪影。

6.宫内节育器及乳腺植入物　金属宫内节育器一般

由铜制成。目前尚未发现宫内节育器在3.0 T（含）以下MRI检查中引起明显不良反应，但可能产生伪影，影响图像质量。乳腺整形手术和隆胸所用的植入物大多为非铁磁性物质，这些患者行MRI检查是安全的，但少数整形用的配件可能带有金属，应予以注意。

7.外科和介入所用器材　目前已有专门用于MRI引导下介入手术的各类非铁磁性穿刺针、活检针、导管、导丝及相应的监护设备。铁磁性的穿刺针在强磁场下可发生移位和误刺，带有铁磁性的设备可能发生抛射，具有很大的危险性。另外，在MRI引导下植入放射性粒子也需相应的非铁磁性器材，放射粒子的壳为钛合金材料，植入后行MRI检查是安全的。

三、患者准备

1.在MRI环境中，不推荐使用传统的金属探测器及基于同原理的安检门等。主要原因在于：①该类装置的敏感度不同且容易变化；②检测效果受操作人员使用手法的影响；③敏感度过低的装置不能检测出眼眶、脊柱或心脏中最大径为2～3 mm的具有潜在危险的铁磁性金属碎片，而敏感度过高的装置会引起频繁的误警，干扰正常工作；④不能判别金属物体、植入物或体外异物是否为铁磁性。

2.患者检查前更衣，确认无铁磁性金属物品（如推车、病床、轮椅、手机、手表、钥匙、首饰、硬币、磁卡、"暖宝宝"药膏等）被带入扫描室。含金属颗粒的化妆品和大面积文身受检者尤需注意。

3.对于婴幼儿、躁动等不合作患者，检查前给予药物镇静及密切观察，如婴幼儿可自行睡或配合检查，可不用药物镇静。

4.对于行动不便的患者，建议提供MRI安全助步器、MRI安全轮椅或通过MRI安全担架搬运。输液架、血压计，以及监护仪等都应为"MRI安全"或"有条件的安全"的装置。

5.对于昏迷且无监护人的患者，如条件允许，建议等待患者清醒后，先确认金属异物情况，再行MRI检查；不清醒患者，建议工作人员为其查体，有瘢痕或畸形的部位能从解剖学上提示此处曾做过手术，可拍摄X线平片进一步确认植入物情况。

6.非孕早期孕妇，如确有MRI检查需要，可在1.5T（含）以下的MRI设备上进行检查。

7.带有胰岛素泵的患者，在进入MRI检查室时应移除胰岛素泵，因为强磁场可能会破坏胰岛素泵功能。

8.对于有相对禁忌证及危重患者，需密切观察，并做好MRI检查意外救治准备工作。

9.在磁共振检查室外应设立醒目标识，提醒患者注意及自查（图3-1）。

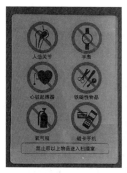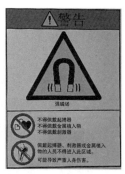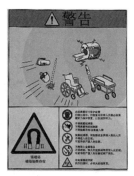

图3-1　磁共振警示标识

第二节 MRI检查常规护理

一、护理评估

1.核对 核对患者信息，阅读检查单，确定检查方式（平扫、增强），对检查目的、检查要求不明确的申请单应与临床医师核对确认。

2.病情 评估患者病情，查看其他阳性体征和检查结果，确认患者是否需要镇静、吸氧等。

3.病史 评估患者既往史、现病史、过敏史等，筛查患者有无检查禁忌证。评估患者有无严重心肺功能障碍、肝肾功能损害、多发骨髓瘤；有无钆剂及其他药物过敏史。

4.心理 主动与患者沟通，评估患者心理状态，缓解其紧张情绪。

5.配合能力评估 评估患者的配合能力，便于个性化指导。

6.应急预案 根据患者检查风险和可能出现的突发事件制订应急预案。

7.环境 检查环境要求安静、舒适、清洁、温湿度适中。

二、护理措施

（一）检查前护理

1.心理护理 耐心向患者讲解扫描的目的、检查流程、注意事项，并与患者说明配合检查的重要性，注射对比剂后可能出现的正常反应（如口干、口苦、全身发热、有尿意等）和不良反应（如恶心、呕吐、皮疹等），以及此次检查大概时间、机器噪声较大及扫描中患者需静止配合等事项。对过度焦虑紧张的患者，可由其家属陪同。若有不适，可通过语音系统与工作人员联系。

2.患者安全管理

（1）确认患者无MRI检查绝对禁忌证。可设置筛查问卷，建议让意识清楚的患者在进入检查机房前填写MRI安全筛查问卷；无行为能力或昏迷患者可由监护人或了解其病史、手术情况的主管医师代为填写。必要时，还要与问卷填写者就问卷中的问题进行再次确认。

（2）患者及陪护人员进入机房前需将身上所有金属物品摘除，包括可摘义齿、钥匙、手表、手机、发夹、金属纽扣等铁磁性物质及电子器件。安置有金属避孕环的盆腔检查患者，应嘱其取环后再行检查；必要时检查之前卸妆或洗去文身去除药膏，以免引起伪影，甚至伤害受检者。

3.消化道准备　腹部脏器检查患者于检查前2～4h禁食、禁水；做盆腔检查患者膀胱内保持少量尿液；并进行严格的呼吸训练。

4.知情同意书　复核是否已签署《MRI检查知情同意书》《钆剂使用知情同意书》，筛查高危因素。

5.建立静脉通路　选用20～24G静脉留置针穿刺患者前臂或肘静脉，告知患者注意保护，防止脱出。

6.药物镇静　对婴幼儿、昏迷、躁动、精神异常患者，遵医嘱给予药物镇静（如10%水合氯醛、苯巴比妥钠等），监测麻醉。

7.体位管理　按检查部位要求设计体位，安放线圈，指导患者保持正确的姿势，并嘱其保持体位不动。咳嗽和呃逆患者，检查前遵医嘱镇咳、止呃逆后再安排检查。

8.饮食管理　婴儿检查前30min不可过多喂奶，防止检查时溢乳，导致窒息发生。需行监测麻醉患者需禁食水4～6h。

9.急救准备　急救物品、药品、设备处于完好备用状态。

（二）检查中护理

1.核对信息　再次核对患者信息，避免检查信息、检查部位、检查设备错误。

2.活动安全　协助行动不便患者上检查床，避免坠床或跌倒；有引流管者妥善放置，防止脱落。

3.报警设置　演示呼叫器使用方法，使患者知道检查中如有不适可随时呼叫医务人员。

4.心理护理　对患者的每一步都要给予肯定，并加以鼓励。

5.严密观察　已镇静患者若镇静药失去效应立即停止检查，并快速进入检查室处理，避免坠床、跌倒、脱管等。注射对比剂时，密切观察患者有无局部和全身症状，监控不良反应；动态增强检查时，若技师发现无对比剂进入成像部位，提示发生渗漏可能，应立即停止注射，确认是否发生渗漏。做到及时发现问题、及时处理。

6.高压通道建立与确认　连接高压注射器管路，试注生理盐水，确保高压注射器管路及血管通畅。

（三）检查后护理

1.检查结束后为防止发生低血糖、体位性低血压需协助患者下检查床。对于增强检查患者，指导其在观察区休息20～30min再拔针，如有不适及时告知护士。

2.引流管管理：有引流管患者，检查结束后把引流管放回原处再开放，并观察引流液的颜色和量。

3.留观：护士定时巡视，询问患者有无不适，及时发现不良反应。观察20～30min后患者无不适方可拔针，拔针后指导患者正确按压穿刺点，无出血方可离开。

4.健康宣教：指导增强检查患者饮用2000～2500ml温开水进行水化，促进对比剂排出，如有不适及时就近就医。

5.告知：告知患者及其家属取片与报告的时间、地点。

第三节　特殊患者MRI检查护理

一、幽闭恐惧症患者磁共振成像检查护理

（一）护理评估

1.沟通　幽闭恐惧症是指一种对封闭空间出现恐惧心理的心理疾病，是一种特殊的焦虑症。磁共振室也是一个相对封闭的空间，再加上检查时间长，仪器声音较大，这些因素都将使患者在检查前产生一定程度的焦虑甚至恐惧，同时会出现头晕、头痛、口干、胸闷、面

色苍白等症状。因此，检查前需要与患者或家属充分沟通，筛选出高危人群。

2.其他评估内容 可参考MRI检查常规护理中护理评估内容。

（二）护理措施

1.检查前护理

（1）确认患者有无MRI检查绝对禁忌证，患者进入机房前需将身上一切金属物品摘除，评估患者有无跌倒风险，确认是否需要家属陪同，以及确认陪同家属有无绝对禁忌证。

（2）加强心理护理。对于幽闭恐惧症患者心理护理，十分重要，可采取以下护理方法。

①音乐护理：检查过程中，为患者佩戴耳机，播放轻松柔和的音乐让患者放松。

②对话护理：用亲切的语言与患者进行交流，根据患者的个体差异对患者进行心理疏导，消除其心理负担。

③健康教育：检查开始前为患者普及相关健康知识，增加患者对幽闭恐惧症的认知度。告知患者MRI检查的必要性和优越性，减轻患者对检查的顾虑，增强检查信心。

（3）行为干预

①体位干预：检查过程中可以让患者闭上眼睛或用纱布蒙住双眼，避免看见磁孔产生压抑感。

②家属陪同：与患者家属积极沟通和交流，让一位患者家属进入检查室陪同，给予患者安全感，减少患者恐惧感。

③药物干预：根据患者情况给予适当抗焦虑药，或检查前30min口服10%水合氯醛0.5～1.0g，减轻焦虑。

2.检查中护理

（1）体位设计：按照检查部位设计体位，尽量选择足先进的体位，安放线圈，指导患者保持正确的姿势，保持身体不动。

（2）报警设置：演示呼叫器的使用方法，使患者知道如有不适可随时呼叫医务人员。

（3）心理护理：告知患者检查的注意事项及注射对比剂时的身体感受，在检查过程中可以通过话筒给予安慰，鼓励患者配合检查。

二、癫痫患者磁共振成像检查的护理

（一）护理评估

1.沟通　对于近期频发癫痫的患者，应与临床医师沟通，告知患者MRI检查中发生的各种风险，检查前进行对症处理，待症状控制后再行检查，必要时要求临床医师陪同患者检查。

2.其他　参考MRI检查常规护理中护理评估内容。

（二）护理措施

1.药物干预　对于近期频发癫痫的患者，检查前遵医嘱给予镇静药，加强巡视。

2.癫痫处理　若患者在检查中发生癫痫，立即停止检查，退出并降低检查床，陪检人员站在检查床两边，避免患者坠床，把患者头偏向一侧，保持呼吸道通畅，高流量吸氧。必要时迅速将压舌板放在患者上下牙齿中间，防止牙关紧闭时咬伤舌头，待患者抽搐痉挛缓解后，迅速将患者转移至检查室外处理与观察，并做好记录。抢救时禁止将铁磁性抢救设备带入磁体间。

三、小儿患者磁共振成像检查护理

由于小儿意志力、自觉性、自制力差，加上患儿自身躯体疾病、环境转变和MRI设备噪声大、检查时间长等因素，导致部分患儿不能顺利完成MRI检查。因此，做好患儿检查前准备是检查是否成功的关键。

（一）护理评估

1.配合　评估患儿的配合能力，便于进行个性化指导。对于哭闹、逃避、不配合的患儿，需要遵医嘱应用镇静催眠药，根据患儿身高、体重计算药物剂量。患儿入睡后，严密观察患儿呼吸、心率变化，尽快安排检查。

2.其他　参考MRI检查常规护理中护理评估内容。

（二）护理措施

1.患者准备　护士再次检查确认患儿身上的一切金属异物已去除，检查前为婴幼儿更换尿片；为需要镇静的患儿开设绿色通道，患儿一旦熟睡立即安排检查，尽量避免重复使用镇静药。

患儿使用镇静药后，注意观察呼吸状况和生命体征。有高呼吸道风险或需要补充镇静药的患儿，需要请麻醉科医师按深度镇静进行处理及监护。

2.家长准备　询问家长有无手术史，禁止体内有金属异物的家长进入检查室，并取下身上一切活动金属物品；护士再次检查以确保安全，并告知家长所有转运患儿的工具不得进入检查室，指导正确的转运方式。

3.心理护理　护理人员要有亲和力，主动热情接待患儿及其家长，用关爱的目光、亲切的话语与患儿及其家长交流，取得其信任和好感，消除或降低其对检查环境的紧张和恐惧感。运用通俗的语言，结合专业知识有针对性地进行心理疏导，减轻、消除患儿及其家长的焦虑，使其更加积极配合。耐心讲解检查中应用镇静药的目的和重要性，减轻患儿及其家长的焦虑，减少镇静后患儿睡眠状态给家长带来的恐惧和担忧。

（1）学龄前患儿心理护理（3～5岁）：护理人员以表扬、鼓励为主，用儿童语言通过比喻的方法鼓励患儿，让其减轻恐惧心理。

（2）学龄期患儿心理护理（6岁以上）：护理人员向患儿讲解MRI检查的过程，让其熟悉检查环境，消除因不了解此次检查而带来的恐惧和紧张心理。

4.情景演示护理　护理人员通过演示检查过程，告知患儿相关注意事项，进一步增加患儿对检查的认知度，提高其检查的配合度。

5.体位管理　动作轻柔，采取平卧位，对已镇静的患儿需提供舒适的睡眠环境，可用被子裹紧患儿，让其有安全感，不易醒、不易动，同时可以保暖。

四、癌症患者磁共振成像检查护理

（一）护理评估

1.沟通　癌症患者在性格上具有一些普遍性，即习惯性的自我克制、情绪压抑、多思多虑、性格内向且不稳定等，而此之外，因肿瘤性质、病情发展情况，以及年龄与文化层次的不同，不同的癌症患者又有着各自特殊的心理特点，多数癌症患者伴有躯体化、强迫、精神症状与恐惧、焦虑心理。为此，针对癌症患者，在临床护理过程中，需要结合患者情况给予其不同心理护理，以此来稳定患者的情绪。接诊患者时，可以采用焦虑自评量表（SAS）对患者的焦虑情况进行评估，以便结合患者情况给予个性化护理。

2.其他评估内容　可参考MRI检查常规护理中护理评估内容。

（二）护理措施

1.心理护理　检查前的心理护理对于癌症患者十分重要，用亲切的语言与患者进行交流，根据患者的个体差异，对患者进行心理疏导，消除其心理负担。告知患者MRI检查的必要性和优越性，减轻患者对检查的顾虑，增强检查信心。

2.其他护理措施　可参考MRI检查常规护理中相关内容。

五、乳腺磁共振成像检查的护理

（一）护理评估

可参考MRI检查常规护理中护理评估的内容。

（二）护理措施

1.注意保护患者隐私，更换合适的乳腺检查专用衣服。

2.由于乳腺囊肿性增生在月经前疼痛加重，最佳检查时间应安排在月经干净后的1周左右。

3.乳腺导管内乳头状瘤患者，如果乳头有溢液情况，先拭去污物，然后采用磁不敏感胶布贴敷，以避免对比剂外溢而影响诊断。

（黄沅沅　陈　翌）

第4章

医学影像对比剂安全管理

第一节　碘对比剂安全管理

一、碘对比剂分类及理化性质

碘对比剂属于X线对比剂，是CT检查和诊断中最常使用的药物。目前临床常用的碘对比剂多为水溶性有机碘对比剂。

（一）碘对比剂分类

1.按照碘对比剂在溶液中是否分解为离子分类

（1）离子型对比剂：只有碘克酸盐是唯一一个批准用于临床的离子型二聚体对比剂。

（2）非离子型对比剂：如碘普罗胺、碘海醇、碘帕醇、碘比醇和碘佛醇等。

2.按分子结构分类　分为单体型对比剂和二聚体型对比剂。

3.按渗透压分类

（1）高渗对比剂：渗透压是血浆渗透压的5～8倍，此类对比剂主要是离子型泛影葡胺类药物。高渗对比剂的不良反应较多，目前在临床极少应用。

（2）次高渗对比剂：如碘普罗胺、碘海醇、碘帕醇、碘比醇和碘佛醇等。

（3）等渗对比剂：如碘克沙醇，其渗透压与血浆渗透压相当，被称为等渗对比剂。

4.按浓度分类

（1）特高浓度对比剂：400mg/ml。

（2）高浓度对比剂：350～400mg/ml。

（3）中等浓度对比剂：280～320mg/ml。

（4）低浓度对比剂：80～240mg/ml。

（二）临床常用碘对比剂的理化性质（表4-1）

表4-1　常用碘对比剂的分类和理化性质

通用名称	商品名	类型	分子量（MW）	碘含量（mg/ml）	渗透压[mOsm/（kg·H₂O）]	黏度（mPa·s/37℃）
碘普罗胺	优维显	次高渗、非离子型	791	300	590	4.7
				370	770	10.0
碘克酸	海赛显	次高渗、离子型	1270	320	600	7.5
碘帕醇	典必乐	次高渗、非离子型	777	300	616	4.7
				370	796	9.4
碘佛醇	安射力	次高渗、非离子型	807	320	702	5.8
				350	790	9.0
碘海醇	欧乃派克	次高渗、非离子型	821	300	672	6.3
				350	844	10.4
碘克沙醇	威视派克	等渗、非离子型	1550	320	290	11.8

表中次高渗对比剂是指相对于高渗对比剂而言，但其渗透压仍显著高于血浆渗透压

二、碘对比剂注射的护理

（一）碘对比剂注射前的护理

1.碘过敏试验　"中华医学会放射学分会"和"中国医师协会放射医师分会"下设的"中国对比剂安全使用委员会"在其出版的《对比剂使用指南》中，表述为"无需碘过敏试验，除非产品说明书注明特别要求。"并在备注中表述"有多中心研究结果显示，小剂量碘过敏试验无助于预测离子型和非离子型对比剂是否发生不良反应。"

2.复核　复核碘对比剂知情同意书是否签署及是否规范，并再次筛查碘对比剂不良反应的高危因素，可根据问卷（表4-2）情况确定患者是否存在发生对比剂不良反应的风险；对存在风险的患者，在检查过程中应仔细监控，医护人员做好相应准备工作。

表4-2　碘对比剂使用的调查问卷

1.是否有使用碘对比剂时出现中度或重度不良反应史	□是□否
2.是否有需要药物治疗的过敏史	□是□否
3.是否有哮喘史	□是□否
4.是否有甲状腺功能亢进	□是□否
5.是否有糖尿病肾病史	□是□否
6.是否有肾病史	□是□否
7.最近一次血清肌酐检查	
（1）血清肌酐值：＿＿＿＿＿＿＿＿＿	
（2）检查日期：＿＿＿＿＿＿＿＿＿	
8.目前患者是否使用了以下药物	
（1）因治疗糖尿病而服用二甲双胍	□是□否
（2）氨基糖苷类药物，如妥布霉素等	□是□否

3.注射前心理护理　对患者实施心理辅导，缓解患者紧张状态，有利于减少不良反应的发生。患者心理状态也与不良反应的发生有一定相关性，在进行检查之前患者处于焦虑状态会导致不良反应的发生率增加，并且有报道称焦虑与轻度、中度不良反应之间存在相关性。因此，做好患者安抚工作，对于尽可能降低对比剂不良反应发生率具有重要意义。

（二）碘对比剂注射中护理

1.核对信息　再次核对患者信息，避免检查信息、检查部位、检查设备错误。

2.高压通道建立与确认　连接高压注射器管路，试注射生理盐水，做到"一看、二摸、三感觉、四询问"，确保高压注射器管路及血管通畅。

3.活动安全　技师协助患者上检查床，避免坠床或跌倒；有引流管者妥善放置，防止脱落。

4.告知　告知患者对比剂注射过程中可能会出现全身发热，有尿意属于正常现象。

5.严密观察　注射对比剂时密切观察患者有无局部和全身症状，监控不良反应；动态观察增强图像对比剂进入情况，及时发现渗漏。做到及时发现、及时处理。

（三）碘对比剂注射后护理

1.外渗护理　发现对比剂外渗后立即停止注射，动态观察增强图像对比剂进入情况，初步判断外渗量并积极处理。

2.常规护理　参照第2章CT检查常规护理内容。

三、碘对比剂不良反应分类及识别

（一）碘对比剂不良反应在临床上的分类

1.特异质反应或变态反应　与剂量、注入方式、速度无关，即呈非剂量相关性，即使过敏试验所用的剂量也可引起严重反应。特异质反应可进一步分为急性对比剂不良反应和迟发性对比剂不良反应。

（1）急性对比剂不良反应：指注射对比剂后1h之内发生的不良反应。按严重程度可分为轻度、中度和重度对比剂不良反应（表4-3）。

表4-3　对比剂急性不良反应的分度

不良反应分度	超敏/过敏样反应	级别（Ring和Messmer分类）	对比剂毒性反应
轻度	轻度荨麻疹 轻度瘙痒 红斑	轻度荨麻疹 轻度瘙痒 红斑	恶心/轻度呕吐 温暖感/寒战 焦虑 可自行缓解的血管迷走神经反应
中度	明显荨麻疹 轻度支气管痉挛 面部/喉头水肿	1级 2级 3级	血管迷走神经反应
重度	低血压性休克 呼吸停止 心搏骤停	3级 3级 4级	心律失常 惊厥

（2）迟发性对比剂不良反应：指碘对比剂在血管内注射后1h至1周内出现的反应。对比剂引起的迟发性不

良反应绝大多数情况下为皮肤相关不良反应，包括斑丘疹、红斑、荨麻疹和血管性水肿。迟发皮肤不良反应多为轻度至中度，并且具有自限性。曾有报道对比剂给予后可出现各种迟发性症状（如恶心、呕吐、头痛、骨骼肌肉疼痛、发热），但许多反应可能与对比剂无关。总之，对于对比剂引起的迟发性不良反应不推荐预防性治疗。迟发性对比剂不良反应在以下人群中更常见，如既往曾发生对比剂不良反应的患者及存在支气管哮喘或其他过敏性疾病的患者。

2.与剂量、注入方式、速度有关，即物理化学反应或毒性反应　呈剂量相关性，主要是由对比剂的高渗透性、电荷和黏滞性引起。

（1）对比剂肾病（contrast-induced nephropathy，CIN）：又称对比剂导致的急性肾损伤（contrast-induced acute kidney injury，CI-AKI），是指排除其他原因的情况下，血管内途径应用对比剂后3d内，肾功能与应用对比剂前相比明显受损。临床常用的判断标准为血清肌酐较应用对比剂前至少升高44 μmol/L（0.5 g/L）或超过基础值25%。部分患者表现为非少尿性急性肾衰竭，多数患者肾功能可于7～10d恢复。对比剂的肾毒性包括化学毒性（离子性、含碘物质）、渗透毒性及与黏滞度相关的毒性。关于肾毒性的相关机制，目前尚无足够论据达成最终共识。对比剂的高渗透压和高黏度是导致对比剂肾病的重要因素，有研究报道，当对比剂渗透压低于800mOsm/（kg·H_2O）时，黏度成为更重要的影响CIN发生率的因素。有关对比剂致肾损害的机制仍在探讨研究中。

（2）对比剂血管外渗：高压注射对比剂时，因各种原因导致对比剂渗漏于血管外周组织，组织间隙因渗透压梯度改变，使细胞内水分转移至组织间隙引起的一系列病理生理改变。

①损伤类型：绝大多数属于轻微损伤，重度损伤包括皮肤溃疡、软组织坏死和间隔综合征。

②与技术相关因素：使用高压注射器、注射部位不理想（包括下肢和远端小静脉）、对比剂剂量大、注射速度过快、使用高渗或高黏性对比剂。

③与患者相关因素：无法沟通、静脉脆弱或已经损伤、动脉功能不全、淋巴回流和（或）静脉回流受损。

（3）碘致性甲状腺功能亢进症：简称为碘性甲亢，含碘对比剂绝对禁用于存在明显甲状腺功能亢进的患者。发生碘性甲亢风险较高的患者包括毒性弥漫性甲状腺肿、多结节性甲状腺肿并自主性高功能甲状腺结节的患者，尤其是老年患者和饮食中碘缺乏地区的患者。对于高危患者可由内分泌科医师事先进行预防性治疗，并在应用对比剂后，请内分泌科医师协助进行监控。使用对比剂后可能在2个月内影响甲状腺核素碘成像检查和甲状腺癌的放射性碘治疗。

（二）碘对比剂不良反应的识别

在对比剂注入的全部过程中均可发生不良反应，但绝大多数患者的不良反应发生在注射后30min内。有资料显示，90%的严重和致死性不良反应发生在注入对比剂的20min内，60%以上发生在最初的5min内。因此，患者注入对比剂后最初20min的观察、监控尤为重要。

（李　娜）

第二节　钆对比剂安全管理

一、钆对比剂的分类

（一）根据钆对比剂磁化性质不同分类

可以把磁共振对比剂分为顺磁性对比剂、铁磁性对比剂、超顺磁性对比剂。其中，顺磁性对比剂钆喷酸葡胺是临床上最常用的。

（二）按钆对比剂构成分类

分为铁磁性微粒、脂质体、稳态自由基、金属小分子螯合物及金属大分子螯合物。

（三）根据配体结构与剂型分类

1. 离子型钆对比剂　如钆喷酸葡胺、钆特酸葡甲胺等。

2. 非离子型含钆对比剂　如钆双胺（Gd-DTPA-BMA）等。

（四）按引入体内方式分类

分为血管内对比剂（最为广泛的使用方式）、口服对比剂（消化道内使用）。

（五）按生物学分布特点分类

1. 非特异性对比剂　如细胞外间隙对比剂，主要经肾排泄，故又称肾性对比剂。

2.特异性对比剂　分布于某些器官和组织，不经过肾或仅部分经过肾清除，称非特异性对比剂。包括肝细胞特异性对比剂、网状内皮细胞性对比剂、血池性对比剂等。

二、钆对比剂不良反应的分类

1.按发生部位分类　分为肾外不良反应、肾脏不良反应。

2.按发生时间长短可分类　分为急性不良反应、迟发性不良反应、晚迟发性不良反应。

3.按病情严重程度分类　可分为轻度、中度、重度对比剂不良反应。

三、钆对比剂不良反应的预防

以下为钆对比剂慎用人群，在使用钆对比剂时，需要密切注意是否有不良反应发生。

1.既往发生过含钆对比剂不良反应患者，再次发生急性对比剂不良发应的概率高，而且不良反应较第一次严重。

2.患有哮喘或对其他物质过敏患者，急性对比剂不良反应的发生率高达3.7%。

3.既往有中度或重度碘对比剂急性不良反应患者，属于高危人群。

4.急性肾功能不全或严重慢性肾脏病患者，使用含钆对比剂后可能引起肾源性系统性纤维化（nephrotenic systemic fibrosis，NSF）。NSF可导致皮肤和结缔组织纤维化，引起关节活动障碍，并可影响身体其他器官，甚至引起死亡。2014年ESUR关于NSF的专家共识提出，慢性肾脏病4期和5期（GFR＜30ml/min）、透析或有急性肾功能不全的患者都属于NSF高危人群；慢性肾脏病3期（GFR为30～59ml/min）的患者属于NSF低危人群；GFR＞60ml/min的患者没有发生NSF的风险。

5.需要第二次使用对比剂的患者，建议间隔时间在7d以上。

6.对于特殊人群，如1岁以内的患儿，需慎用钆对比剂；孕妇，如有诊断需求时可以使用；哺乳期妇女，应咨询医师是否需要停止哺乳。

（李　娜）

第三节　对比剂相关急性肾损伤

一、概念的演变

随着对比剂与肾损伤关系的深入研究和认知，众多协会更新了指南并做出解读。如欧洲泌尿生殖放射学会（European Society of Urogenital Radiology，ESUR）对比剂安全委员会于2018年更新了对比剂指南（版本10），并发表解读版本（以下简称2018ESUR指南）；美国放射学会（American College of Radiology，ACR）药物和对比剂委员会及美国肾脏病基金会（NKF）共同发表了对比剂指南（以下简称2020ACR/NKF指南）；日本肾病协会、日本放射学会和日本循环协会联合工作组，联合发表了肾病患者碘对比剂使用指南2018年版；国内也相继发表对比剂相关指南和专家共识。

文献中涉及的对比剂相关肾病的术语较多，易引起混淆，其英文缩写及定义见表4-4。最初使用的对比剂

肾 病（contrast-induced nephropathy，CIN），被 定 义 为
在排除其他肾毒性因素后，静脉使用碘对比剂后48h内
发生的急性肾损伤（acute kidney injury，AKI）。然而
大多数情况下，"排除其他原因"这个前提条件很难界
定，并且使用对比剂后发生的AKI并非完全由对比剂
导致，常会出现CIN发生率比实际增高，因此，该定义
目前已较少使用。2018ESUR指南推荐的对比剂使用后
急性肾损伤（post-contrast acute kidney injury，PC-AKI）
和2020ACR/NKF指南推荐的对比剂相关急性肾损伤
（contrast- associated acute kidney injury，CA-AKI）同义，
为目前的常用术语，被定义为对比剂使用后48h内发生
的急性肾损伤，该定义并未表明对比剂与AKI之间存在
因果关系。对比剂导致的急性肾损伤（contrast-induced
acute kidney injury，CI-AKI）则指对比剂与AKI之间存
在因果关系。CA-AKI包括CI-AKI。

表4-4　对比剂相关肾病的术语与定义

中文名称	英文缩写	定义
对比剂肾病	CIN	排除其他原因后，静脉使用对比剂后48h内发生的急性肾损伤
对比剂相关急性肾损伤	CA-AKI	对比剂使用后48h内发生的急性肾损伤
对比剂使用后急性肾损伤	PC-AKI	对比剂使用后48h内发生的急性肾损伤
对比剂导致的急性肾损伤	CI-AKI	明确了对比剂与急性肾损伤发生有因果关系的CA-AKI

二、诊断标准

目前，美国及欧洲最新指南均建议CA-AKI/PC-AKI及CI-AKI的诊断标准参考改善全球肾脏病预后组织（Kidney Disease Improving Global Outcomes，KDIGO）倡议，2020ACR/NKF指南定义为使用对比剂后48h内血清肌酐增高≥0.3mg/dl（26.5 μmol/L）或1周内血清肌酐升高达到基础值的1.5倍；2018ESUR指南在选取Scr测量的时间方面略有出入，即对比剂使用后48～72 h，Scr增加＞0.3 mg/dl（＞26.5 μmol/L）或超出基线水平1.5倍以上。由于并不总是被严格记录尿量，因此，不采用KDIGO有关AKI诊断标准中尿量减少部分。

绝大多数CI-AKI发生在使用对比剂后72h内，对于72h后发生的AKI，需考虑其他原因所致。

三、对比剂使用后急性肾损伤的危险因素

（一）与对比剂相关的危险因素

与对比剂相关的危险因素包括对比剂类型、剂量及给药方式等。

1.给药方式 ①静脉给药：对比剂经右心和肺循环或毛细血管床稀释后才到达肾动脉；②动脉给药（二级肾脏暴露）：对比剂经导管到达右心、肺动脉或经导管直接到达颈动脉、冠状动脉、肾脏水平以下腹主动脉、股动脉等，与静脉给药相似，对比剂经稀释后到达肾动脉；③动脉给药（一级肾脏暴露）：对比剂经导管注射直接到达左心、胸主动脉、肾脏水平以上腹主动脉或肾动脉，对比剂以相对未稀释的形式到达肾动脉。动脉

给药（一级肾脏暴露）PC-AKI发生风险高于静脉给药，动脉给药（二级肾脏暴露）PC-AKI发生风险与静脉给药相当。

2.对比剂类型 常用碘对比剂的类型和理化性质见表4-5。众多文献对不同碘浓度的对比剂与PC-AKI的风险进行了研究，在肾脏安全性方面，次高渗对比剂（碘海醇和碘克酸除外）与等渗对比剂效果相当。虽然有研究表明高渗碘对比剂的CI-AKI风险较其他两种类型对比剂高，但目前高渗碘对比剂大多已被次高渗对比剂和等渗对比剂取代。因此，在目前的CT增强检查临床实践中，不同浓度对比剂的选择并不会影响PC-AKI的发生。

表4-5 常用碘对比剂的类型和理化性质

类型	通用名称	商品名	分子量	浓度（碘含量）（mg/ml）	渗透压［mOsm/（kg·H₂O）］	黏度（mPa·s/37℃）
次高渗、非离子型、单体	碘普罗胺	优维显	791	300	590	4.7
				370	770	10.0
	碘海醇	欧乃派克	821	300	672	6.3
				350	844	10.4
	碘帕醇	碘必乐	777	300	616	4.7
				370	796	9.4
	碘佛醇	安射力	807	320	702	5.8
				350	792	9.0
次高渗、离子型、二聚体	碘克酸	海塞显	1270	320	600	7.5

续表

类型	通用名称	商品名	分子量	浓度（碘含量）（mg/ml）	渗透压[mOsm/（kg·H₂O）]	黏度（mPa·s/37℃）
等渗、非离子型、二聚体	碘克沙醇	威视派克	1550	320	290	11.8
高渗、离子型、单体	泛影葡胺	安其格纳芬	809	306	1530	5

推荐意见：离子型高渗对比剂相关PC-AKI风险增加，推荐使用等渗或次高渗对比剂；推荐选择有循证证据支持的碘对比剂。

3.剂量 2020ACR/NKF指南建议，在保持图像质量的情况下适度降低对比剂用量。2018ESUR指南建议与2020ACR/NKF指南一致，同时指出，动脉给药（一级肾脏暴露），即对比剂能以相对未稀释的形式直接到达肾动脉时，对比剂剂量（碘含量，g）与肾小球滤过率估测值（estimated glomerular filtration rate，eGFR）的比值应低于1.1，或对比剂体积（ml）与eGFR[ml/（min·1.73m²）]的比值应低于3.0，对比剂浓度按350mg/ml计算。

推荐意见：在保持图像质量的情况下，可适度减低对比剂用量，不建议为了大幅度减少对比剂用量造成图像质量下降，从而延误诊断。

4.对比剂重复使用 为提高诊断效率，可能会在同日注射碘对比剂和钆对比剂进行CT和MRI增强检查。为降低潜在肾毒性，2018ESUR指南推荐遵循以下原则。

（1）肾功能正常或中度降低的患者[GFR＞30ml/

（min·1.73m² ）]，给药后4h，钆对比剂和碘对比剂的排泄率达到75%，因此，碘对比剂和钆对比剂注射的间隔时间应达到4h，两次碘对比剂注射的间隔时间应达到4h。

（2）肾功能重度降低的患者[GFR ＜ 30ml/（min·1.73m² 或接受透析]，碘对比剂和钆对比剂注射的间隔时间应达到7d，两次碘对比剂注射的间隔时间应达到48h。钆对比剂的X线衰减效果明显，排泄至泌尿道时可能会导致CT结果被错误解读。进行腹部检查时，应在MRI增强检查前进行CT增强检查；进行胸部和脑部检查时，进行CT增强或MRI增强检查的顺序可以不分先后。

（二）与患者相关的危险因素

与患者相关的危险因素主要是肾功能下降。2020ACR/NKF指南建议，近期发生AKI和eGFR ＜ 30ml/（min·1.73m² ）的患者，包括维持性透析的非无尿患者，为CI-AKI高风险患者。

推荐意见：CT增强检查患者eGFR风险阈值为30ml/（min·1.73 m² ）。从现有的证据看，对eGFR ＞ 30ml/（min·1.73m² ）的患者，直接进行增强检查是安全的；对eGFR ＜ 30 ml/（min·1.73m² ）的患者，可在综合考虑对比剂使用的益处和风险的情况下并在检查前向患者解释相关情况后酌情使用。

（三）联合用药

2020ACR/NKF指南建议，对于CI-AKI高风险患者，如临床可行，建议使用碘对比剂前24 ～ 48h和48h后停止非必要的可能产生肾毒性作用的药物。

二甲双胍不会增加CI-AKI的风险，但使用二甲双胍治疗的患者如果出现CI-AKI，则乳酸酸中毒的风险增加；若患者eGFR＜30 ml/（min·1.73m^2）时，应在碘对比剂注射前停止使用二甲双胍，注射后48h内检测eGFR，如果肾功能无显著变化，可重新使用二甲双胍；若eGFR为30～59ml/（min·1.73m^2），二甲双胍使用量应保持在安全范围内。

四、预防措施

水化疗法被认为是预防CI-AKI与PC-AKI最方便、有效且经济的方法之一，该疗法主要通过增加患者的肾血流量和肾灌注来减轻对比剂的肾毒性。目前，临床上多采用静脉补液的水化方式，也可以通过口服补液来增加尿量，防止对比剂在肾小管内形成结晶，进而减轻肾毒性。

生理盐水（0.9% NaCl）水化是目前广泛推荐的PC-AKI的预防方法。较常用的水化方案是检查开始前输液1～4h，检查后持续输注3～12h；常用的输液量是对比剂使用前后固定输注500ml，或基于体重调整的输液方案（每小时1～3 ml/kg）。

口服补液方案为检查前后约6h内口服500～1000ml，或检查前后6～12h按1ml/（kg·h）进行水化。

推荐意见：静脉内用药患者，推荐口服补液方式；动脉内用药患者，提倡联合应用静脉补液与口服补液，以提高预防对比剂肾病的效果。

（陈　翌）

第四节 对比剂静脉外渗的分级和处理措施

一、对比剂静脉外渗的分级标准

采用近年来得到国际认可的 Reynolds 的药物外渗分级（表4-6）。

表4-6 药液外渗分级

分级	外渗量	症状
0级	无	没有任何疼痛不适症状
1级	0～9 ml	皮肤表皮颜色稍微变浅、温度稍微降低，伴有或不伴有定点疼痛
2级	10～49 ml	部分症状与1级相似，触摸皮肤表皮温度降低，疼痛感觉逐渐增加
3级	50～99 ml	皮肤表皮肿胀明显，表皮颜色呈半透明状，疼痛感觉加剧
4级	≥100 ml	部分症状与3级症状相似，有严重的凹陷性水肿，疼痛感剧烈，压迫感明显，局部组织循环障碍，严重者很快发展成为筋膜间隔综合征，需外科手术解决

二、对比剂静脉外渗高危人群的识别

识别对比剂静脉外渗高危人群，需要根据患者基本情况及血管情况等进行综合评估（表4-7）。对于血管条件差的患者给予警示标识。

表4-7   对比剂静脉外渗高危人群的评估

类型	高危人群及高危因素
高危人群的识别	1.婴幼儿
	2.年老体弱患者
	3.昏迷患者
	4.糖尿病患者
	5.接受过化疗的患者
	6.肌肉质量低下的患者
	7.皮下组织萎缩的患者
	8.乳腺癌根治术后患者
高危因素的识别	1.血管细
	2.血管充盈不够
	3.血管硬化
	4.血管弹性差
	5.静脉脆弱或已经损伤
	6.上腔静脉综合征
	7.术侧肢体水肿，淋巴或静脉回流障碍
	8.动脉功能不全

三、对比剂静脉外渗的处理措施

（一）1级外渗处理措施

多数外渗轻微，无须处理，但要嘱患者注意观察，如外渗部位症状加重，应及时就诊。对个别疼痛明显者，局部给予冷湿敷。

（二）2级、3级外渗处理措施

1.拔掉静脉留置针，按压局部10min止血，抬高患肢，取润滑凝胶涂抹在肿胀皮肤表面；采用推拿法，用左手托住患者肿胀肢体，右手握住肿胀处近端，将肿胀液向近心端推送，推拿时间1～3min，1～2次，同时安慰患者，做好解释工作，消除患者心理负担。

2.推拿结束后给予外敷液，外敷液为2%利多卡因加地塞米松注射液500～1500ml，外敷液量及浓度根据外渗液量大小决定；准备清洁纱布若干块，用外敷液完全浸湿，再把湿润的纱布块覆盖在肿胀处，略大于肿胀面积，嘱患者和（或）家属持续湿敷肿胀处，并嘱咐患者抬高肿胀手臂，禁止热敷。

3.持续回访，动态观察，保持记录，一般24～72h消肿（图4-1）。

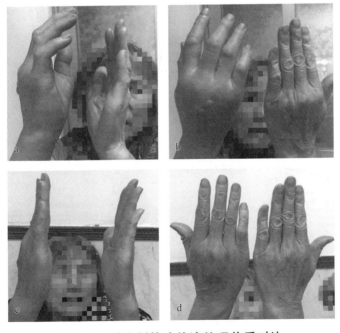

图4-1　对比剂静脉外渗处理前后对比

a、b为处理前；c、d为处理后24h

（余泽君）